JN146259

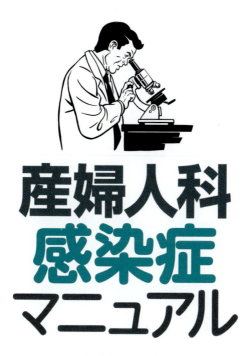

産婦人科感染症マニュアル

一般社団法人 日本産婦人科感染症学会 編

金原出版株式会社

刊行にあたって

　人類の長い歴史は，感染症との戦いの歴史であったといっても過言ではありません．ヒトの命を奪うような重大な感染症は，人類の英知によって，その多くは克服されてきましたが，なおあらゆる臓器の疾患に感染症は大きく関連しています．産婦人科においても例外ではなく，女性性器の多くの疾患に感染症が関連しています．分子生物学の発達は，子宮頸がんの原因にヒトパピローマウイルスの感染が深く関連していることなど感染症の奥の深さを示しました．一方で，ジカ熱など新しい感染症が発見されるなど感染症学は日進月歩です．

　産婦人科感染症が他科における感染症と大きく異なる点は，次世代にまで大きな影響を及ぼす母子感染を扱うことです．B型肝炎ウイルスやヒト免疫不全ウイルスの母子感染予防戦略では，すでに大きな成果が挙げられてきました．しかし，サイトメガロウイルス，トキソプラズマ，単純ヘルペスウイルスなど，なお多くの病原体の母子感染の研究は道半ばですが，本書では，現時点での母子感染予防のための最良の対応のあり方が述べられています．

　今回発刊する「産婦人科感染症マニュアル」は，本学会の学術担当理事であり，本マニュアル作成委員会の委員長である山田秀人氏のリーダーシップのもと，産婦人科感染症の臨床と研究に心血を注いで来られた本学会会員が情熱を傾けて執筆したものです．特筆すべきは，でき上った原稿をさらに本学会の会員が査読し，ときに専門的に過ぎる部分をわかりやすくするなど，日常臨床により役立つようにした点です．

　感染症に精通した本学会会員の英知を結集した本書は，必ずや日常臨床にお役に立てるものと確信しています．本書を出版することができたのは，金原出版株式会社編集部 中立稔生氏のお蔭です．慈に心から深謝致します．

平成30年1月吉日

日本産婦人科感染症学会 理事長

川名　尚

本書は第 2 刷の発行にあたり，2018 年 2 月 20 日発行の第 1 刷から内容を一部加筆・修正しました。内容の詳細は下記の金原出版ホームページをご確認ください。

https://www.kanehara-shuppan.co.jp/books/detail.html?isbn=9784307301350

序　文

　産科婦人科学は，4つの専門領域からなるとされています。産婦人科感染症学は，医療上，学問的にも既存領域にまたがる重要な第5専門領域として位置付けられるべきです。第1回研究会学術集会が昭和58年に開催され，先達の努力による発展の32年間を経て，一般社団法人 日本産婦人科感染症学会は，平成27年1月に設立されました。研究と医療の発展，知識の普及と啓発を図る法人の目的に則り，6月には産婦人科感染症マニュアル出版の発議がありました。社員の多様な意見を反映させて，すばらしい企画書と目次案が完成したのは平成28年7月でした。産婦人科医にとって日常診療に役立つ座右の書になることを目指しました。

　現在，感染症の診療マニュアルは数多く出版されていますが，産科婦人科学に特化しながらその広い診療領域を網羅したマニュアルはありませんでした。臨床の合間に使えて感染症の認知，診断と治療を迅速にできるよう，箇条書き文章としました。総論の「基本原則」，臓器から見た「感染部位別」，「性感染」，「周産期感染」と続き，最新の話題を「コラム・話題」に記しました。持ち運び便利で使い勝手の良いB6版，必要最低限の2カラーでお手頃価格となりました。

　日常臨床に役立つ本書の完成によって，産婦人科医療の中で感染症学がsubspecialtyとして確立し，本領域の発展に繋がることを心から期待します。

平成30年1月吉日

神戸大学大学院医学研究科
産科婦人科学教室　教授
山田 秀人

マニュアル作成委員会

委員長	山田秀人	神戸大学医学部 産科婦人科 教授
委　員	岩破一博	京都府立医科大学 看護学科 産婦人科　教授
	下屋浩一郎	川崎医科大学 産婦人科学1 主任教授
	野口靖之	愛知医科大学 産婦人科 准教授（特任）
	三鴨廣繁	愛知医科大学病院　感染症科　主任教授

執筆者一覧 (執筆順)

吉村和晃	産業医科大学若松病院　産婦人科 診療教授
山岸由佳	愛知医科大学病院　感染症科　教授（特任）
早川　智	日本大学医学部 病態病理学系微生物学分野 教授
下屋浩一郎	川崎医科大学 産婦人科学1 主任教授
村田　晋	川崎医科大学 産婦人科学1 講師
三鴨廣繁	愛知医科大学病院　感染症科　主任教授
金井　誠	信州大学医学部保健学科　小児・母性看護学領域 教授
角　俊幸	大阪市立大学大学院医学研究科 女性病態医学 教授
福田武史	大阪市立大学大学院医学研究科 女性病態医学 講師
大槻克文	昭和大学江東豊洲病院 周産期センター 准教授 センター長
安藤　智	昭和大学江東豊洲病院 周産期センター 助教
河野春香	昭和大学江東豊洲病院 周産期センター 助教
井箟一彦	和歌山県立医科大学 産婦人科 教授
太田菜美	和歌山県立医科大学 産婦人科 助教
南佐和子	和歌山県立医科大学 総合周産期母子医療センター 病院教授
野口靖之	愛知医科大学 産婦人科 准教授（特任）
笹川寿之	金沢医科大学 産科婦人科 教授

藤田智子	金沢医科大学 産科婦人科 講師
藤原道久	川崎医科大学総合医療センター 産婦人科 特任医長
磯﨑　遥	昭和大学江東豊洲病院 助教
石田　剛	川崎医科大学 産婦人科学１ 講師
森岡一朗	神戸大学医学部 小児科 特命教授
岩破一博	京都府立医科大学 看護学科 産婦人科　教授
澤登幸子	昭和大学江東豊洲病院 周産期センター 助教
川名　尚	東京大学 名誉教授
川名　敬	日本大学医学部 産婦人科 主任教授
北脇　城	京都府立医科大学 産婦人科　教授
藤田直久	京都府立医科大学　感染制御・検査医学　病院教授
藤友結実子	京都府立医科大学　感染制御・検査医学　助教
小島俊行	医療法人青山会 ミューズレディスクリニック 院長
山田秀人	神戸大学医学部 産科婦人科 教授
蝦名康彦	神戸大学医学部 産科婦人科 准教授
出口雅士	神戸大学医学部 産科婦人科 特命教授
谷村憲司	神戸大学医学部附属病院 総合周産期母子医療センター 講師
喜多恒和	奈良県総合医療センター 産婦人科 部長
石橋理子	奈良県総合医療センター 産婦人科 医長
杉浦　敦	奈良県総合医療センター 産婦人科 医長
深澤一雄	獨協医科大学 産婦人科 主任教授
稲葉憲之	獨協医科大学 学長
鮫島　浩	宮崎大学医学部附属病院 病院長
牧　洋平	宮崎大学医学部 産婦人科 助教

目次

chapter 1

総論　産婦人科感染症診療の基本原則

1. 産婦人科感染症における問診と所見のとりかた …………… 2
2. 抗微生物薬の基礎知識——薬剤選択のポイントと投与量 …. 5
3. 妊産婦・胎児への安全性からみた感染症治療薬の使い方 .. 13
4. 妊婦健診におけるスクリーニングの考え方 …………………… 21
5. 産婦人科感染症とワクチン ……………………………………… 34
6. 流早産と感染症 …………………………………………………… 41
7. 周術期の感染管理 ………………………………………………… 47
   - コラム・話題　女性生殖器のマイクロバイオーム（常在菌叢）…… 53

chapter 2

各論 A　感染部位別 婦人科感染症の鑑別診断

❖ 外陰および腟の感染症
1. 外陰炎 ……………………………………………………………… 60
2. バルトリン腺炎 …………………………………………………… 70
3. 腟炎・細菌性腟症 ………………………………………………… 77

❖ 子宮の感染症
4. 子宮頸管炎 ………………………………………………………… 81
5. 子宮内膜炎・子宮筋層炎・子宮傍結合組織炎 ………………… 85

❖ 付属器の感染症
6. 卵管炎・子宮付属器炎 …………………………………………… 95

❖骨盤・腹腔内の感染症
- **7** 骨盤腹膜炎・肝周囲炎 ……………………………… 100
- **8** 結核・放線菌感染症 ………………………………… 107

❖その他
- **9** 感染性乳腺炎 ………………………………………… 116
- **10** 尿路感染症――膀胱炎，腎盂腎炎，無症候性細菌尿 ……… 122
  - コラム・話題　オウム病 ………………………………………… 132

各論B　疾患別性感染症診療の実際

❖細菌感染症
- **1** 淋菌感染症――妊婦を含む …………………………… 136
- **2** 梅毒――妊婦を含む …………………………………… 141
- **3** クラミジア感染症 …………………………………… 152
- **4** 軟性下疳 ……………………………………………… 159
- **5** マイコプラズマ・ウレアプラズマ感染症 ………… 162

❖ウイルス感染症
- **6** 性器ヘルペス――性器ヘルペスウイルス感染症 …… 169
- **7** HPV感染症――尖圭コンジローマを含む ………… 180
- **8** 性器伝染性軟属腫 …………………………………… 188

❖真菌・寄生虫感染症
- **9** 外陰腟カンジダ症 …………………………………… 192
- **10** 腟トリコモナス症 …………………………………… 198
- **11** 赤痢アメーバ症 ……………………………………… 204
- **12** 疥　癬 ………………………………………………… 214
- **13** ケジラミ症 …………………………………………… 218
  - コラム・話題　ジカウイルス病と先天性ジカウイルス感染症 … 222

各論 C　周産期感染症の管理 ―母子感染対策―

1. トキソプラズマ ……………………………… 228
2. サイトメガロウイルス ……………………… 237
3. パルボウイルス B19 ………………………… 245
4. 風　疹 ………………………………………… 250
5. 麻しん ………………………………………… 257
6. インフルエンザ ……………………………… 263
7. 性器ヘルペス ………………………………… 271
8. HPV・尖圭コンジローマ …………………… 279
9. 水痘・帯状疱疹ウイルス …………………… 287
10. B群連鎖球菌 ………………………………… 295
11. 劇症型A群連鎖球菌感染症 ………………… 299
12. HIV感染症 …………………………………… 304
13. 肝炎ウイルス ………………………………… 313
14. HTLV-1 ……………………………………… 321

　　コラム・話題　*Haemophilus influenzae* の母子感染 ………… 328

chapter 1

総論

産婦人科感染症診療の基本原則

産婦人科感染症診療の基本原則

1 産婦人科感染症における問診と所見のとりかた

1 概　要

- 産婦人科感染症の原因には，細菌，真菌，原虫，寄生虫，ウイルスなど数多くの病原体が存在することを念頭におく。
- 問診：ある程度，疾患を想定して診断を進めていく。
- 産婦人科感染症の問診は患者のプライベートに立ち入る必要があるため，一方的に話を聞き出すのではなく，医師と患者が良好な関係を築き，対等な関係でコミュニケーションする。
- 臨床所見：さらに疾患を絞り込み，適切な検査を行い確定診断する。
- 検査：疾患によって顕微鏡検査，細菌培養（好気・嫌気），ウイルス抗原・抗体検査など適切な検査を行う。

2 問　診

- 近年は医療面接ともいわれ，良好な関係を築くよう心がける（表1）。
- 思春期女子の場合，保護者が同席することで正確な問診ができないことがあるので配慮する。逆に，家族から生活環境について聞くことが重要な場合もある。
- 思春期女子は感受性が強く，精神的に不安定な時期であり，患者や

表1 ● 医療面接における注意事項

1. 信頼関係を築く
2. 人格を尊重し，患者にわかりやすい表現を用いて接する心づかい
3. カルテには医学的専門用語は使用せず，訴えのまま記載する
4. ある疾患を想定した誘導尋問をしない
5. 過度の緊張状態にある場合，話しにくい訴えをもっている場合，痛みや苦痛状態にある場合など，患者の気持ちを十分に察しながら面接を進める
6. 守秘義務を守る

表2 ● 問診の内容と留意点

1. 主訴：患者が来院した直接の理由で，患者の愁訴や身体所見が主訴になる
2. 現病歴：主訴に関する自覚症状の特徴やその経過をいう。どのような症状が「いつ」，何を「きっかけ」に，「どのように」して始まり，「現在はどのような状態」なのかなど，病気の発症と時間経過を聞く
3. 月経歴：初経，最終月経，周期など
4. 妊娠・分娩歴
5. 性交歴：初交年齢，現在の性交習慣について；パートナーの数，オーラルセックスの有無，コンドームの使用など
6. 社会歴：患者がもつ生活環境や習慣などの社会的状況を聞く。人獣共通感染症を疑う場合はペットについても聴取する
7. 職業：commercial sex worker の場合は，その仕事内容について聞く
8. 既往歴：性器ヘルペスや尖圭コンジローマなどのウイルス感染は潜伏感染するため重要である

家族の不安を和らげ，症状だけでなくその背景の状況を把握する。
- 問診の内容を表2に示す。

3 臨床所見

- 原則として内診台での診察が必須である。
- 視覚，臭覚，触覚を活用して所見を取る。
- 所見の取り方を表3に示す。

表 3 ● 所見の取り方とコツ

1. 下腹部触診
2. 鼠径リンパ節触診：外陰ヘルペスや梅毒などで出現する
3. 外陰視診：炎症の有無，浮腫，びらん，潰瘍，丘疹，結節，腫瘍などの粘膜皮膚所見を診る
4. 腟鏡診：帯下の性状・臭い，腟内 pH 測定，帯下鏡検，帯下グラム染色鏡検によるトリコモナス腟炎，細菌性腟症の診断が可能である。また頸管粘液の性状も診る
5. 双合診（内診）：子宮・子宮付属器の圧痛，可動痛が認められれば子宮頸管炎，子宮内感染，子宮付属器炎を疑う所見である
6. 経腟エコー：子宮・付属器，腹水の有無を観察する
7. 咽頭視診：性感染症を疑う場合は咽頭炎の有無もチェックする

（吉村和晃）

産婦人科感染症診療の基本原則

2 抗微生物薬の基礎知識
薬剤選択のポイントと投与量

1 産婦人科感染症の原因微生物と薬剤耐性

■産婦人科感染症の分類
- 産婦人科感染症は外性器感染症（バルトリン腺炎・膿瘍など），腟炎，子宮頸管炎，内性器感染症（子宮内感染，子宮付属器炎，骨盤腹膜炎，ダグラス窩膿瘍，子宮傍結合組織炎など），尿路感染症，周産期感染症（絨毛膜羊膜炎，産褥感染，乳腺炎など），周術期感染症（術後感染症），性感染症などに大別される。

■外性器感染症
- 外性器感染症：*Escherichia coli*, *Staphylococcus* 属，*Streptococcus* 属，嫌気性菌などが原因となることが多いが，近年 *Streptococcus pneumoniae*〔ペニシリン耐性肺炎球菌（penicillin resistant *S. pneumoniae*：PRSP）を含む〕や *Haemophilus influenzae*〔β-ラクタマーゼ非産生アンピシリン耐性インフルエンザ菌（β-lactamase negative ampicillin resistant *H. influenzae*：BLNAR）を含む〕も問題となっている。
- 薬剤耐性：*E. coli* では基質拡張型β-ラクタマーゼ（extended-spectrum β-lactamase：ESBL）産生菌が20％弱に検出され，プ

ラスミド性に伝播し得る耐性菌として問題となっている。まだ ESBL 産生菌ほど頻度は高くはないが,カルバペネム耐性大腸菌の検出も報告されており,今後の動向に注意が必要である。

■ 腟炎・子宮頸管炎

- 腟炎：細菌性腟症,性器カンジダ症,腟トリコモナス症が代表的な疾患である。細菌性では好気性菌 (*Streptococcus agalactiae*, *E. coli*, *Gardnerella vaginalis* など),嫌気性菌 (*Peptostreptococcus* 属,*Finegoldia* 属,*Parvimonas* 属,*Peptoniphilus* 属,*Anaerococcus* 属,*Mobiluncus* 属,*Bacteroides* 属,*Prevotella* 属など),その他 (*Mycoplasma* 属,*Ureaplasma* 属) などの複数菌によって起こる。
- カンジダ症や腟トリコモナス原虫は好気性菌,嫌気性菌の混合感染を来していることも多い。
- 薬剤耐性：腟トリコモナス原虫の治療ではメトロニダゾールが用いられるが耐性の報告もある。
- 子宮頸管炎：*Chlamydia trachomatis*, *Neisseria gonorrhoeae*, *Mycoplasma* 属,*Ureaplasma* 属などが主な原因微生物である。

■ 内性器感染症

- 子宮内膜炎：産褥性では *Staphylococcus* 属や *Streptococcus* 属,*E. coli* が,非産褥性では特筆すべき原因微生物として子宮内器具 (intrauterine device：IUD) 長期留置に伴う嫌気性菌の *Actinomyces* 属感染症が挙げられる。
- 子宮付属器炎や骨盤内炎症性疾患 (pelvic inflammatory disease：PID) では好気性菌と嫌気性菌の複数菌感染が主で,いずれも β-ラクタマーゼ産生菌であることが多く,β-ラクタマーゼによる直接

的・間接的病原性に留意が必要である。

■ 淋 菌

- 耐性化が深刻な原因微生物の一つで，耐性率はそれぞれキノロン系薬，テトラサイクリン系薬が約80％，セフトリアキソン（CTRX）を除く第3世代セファロスポリン系薬の耐性率も高く治療薬として選択できない。

■ ウイルス

- 性器ヘルペスの原因である単純ヘルペスウイルス，尖圭コンジローマを起こすヒトパピローマ（乳頭腫）ウイルス（human papilloma virus：HPV）が産婦人科感染症を起こす。

2 感染症治療のポイント

- 可能な限り，まず原因微生物の検査を行う。
- 抗菌薬を選択する場合は，現時点で想定される細菌（単数菌か複数菌か）がカバー可能な薬剤を，症例の肝機能・腎機能を考慮し，投与経路（経静脈，経口，経腸，経腟，経気道）と用法・用量を設定する。
- 膿瘍形成がある場合は臓器移行性が良好であっても膿瘍内での抗菌活性は期待できず，積極的な外科的治療が検討されるべきである。

3 感受性検査と結果の見方

- 感染巣から検出された細菌について抗菌薬感受性試験が行われる。現在国内では微量液体希釈法またはディスク拡散法が用いられてお

り，検査に関する一連の内容については米国検査標準化委員会(clinical and laboratory standards institute：CLSI) の基準で行われている。
- 培養が困難な微生物（梅毒，クラミジア属，マイコプラズマ属）の感受性検査は実施されていない。
- ウイルスおよび原虫の感受性試験は手技が煩雑なため日常検査では実施されていない。
- 微量液体希釈法では数段階の薬剤の希釈系列それぞれに菌を接種し，細菌の発育を抑制するために必要な薬剤の最小濃度を調べる方法である。報告書には最小発育阻止濃度（minimum inhibitory concentration：MIC）と，CLSI が規定した判定基準であるS（感受性：susceptible），I（中間：intermediate），SDD（用量依存的感性：susceptible dose dependent），R（耐性：resistant）が記載される。
- ディスク拡散法では，寒天平板に被検菌株を塗布し，その上に対象薬剤を染み込ませたディスクを乗せ，一定時間後に阻止円を測定して，CLSI が規定した判定基準であるS，I，SDD，R を判定するものである。本法では MIC の測定はできない。

4 抗微生物薬の種類と用法・用量

■ 抗微生物薬の種類

- 抗菌薬にはペニシリン系薬，セフェム系薬，カルバペネム系薬に代表されるβ-ラクタム系薬，キノロン系薬，アミノ配糖体系薬，マクロライド系薬などが挙げられる。
- β-ラクタマーゼ産生菌の存在が疑われる場合にβ-ラクタム系薬を選択する場合にはβ-ラクタマーゼ阻害薬配合薬やβ-ラクタマーゼ

に安定性の高いセフェム系，セファロスポリン系薬またはカルバペネム系薬を選択する。
- 嫌気性菌のカバーが必要な場合は抗嫌気性活性を有するペニシリン系薬，β-ラクタマーゼ阻害薬配合ペニシリン系薬，セファマイシン系薬，オキサセフェム系薬，β-ラクタマーゼ阻害薬配合セフェム系薬，カルバペネム系薬，リンコマイシン系薬（クリンダマイシン），テトラサイクリン系薬（ミノサイクリン）・グリシルサイクリン系薬（チゲサイクリン），抗原虫薬（メトロニダゾール），キノロン系薬（トスフロキサシン，モキシフロキサシン，ガレノキサシン，シタフロキサシン），マクロライド系薬を選択する。

■用法・用量

- クラミジア属やマイコプラズマ属にβ-ラクタム系薬などの細胞壁合成阻害薬は無効である。
- 抗菌薬の効果が最大限得られるように最適な用法・用量を設定する。
- 腎機能，肝機能に障害がある症例への抗菌薬投与の際には用法・用量に注意が必要である（表4）。

5 PK/PD

- 抗菌薬投与の際に考慮すべきこととして，薬物の体内動態（pharmacokinetics：PK）と，原因菌に対する抗菌活性（pharmacodynamics：PD）がある。
- 薬剤は主に薬物の吸収，分布，代謝，排泄の4段階の過程を経て処理されるが，十分な薬効を示す指標（PKパラメータ）として最高血中濃度（C_{max}），血液-組織分布が平衡となった時点の濃度

表4 ● 腎機能障害時に用量調節が不要な抗菌薬の例と肝機能障害時に用量調節が必要な抗菌薬の例

	腎機能障害時に用量調節が不要な抗菌薬の例	肝機能障害時に用量調節が必要な抗菌薬の例
抗菌薬	セフトリアキソン クリンダマイシン アジスロマイシン モキシフロキサシン ミノサイクリン，ドキシサイクリン，チゲサイクリン リネゾリド クロラムフェニコール メトロニダゾール	セフトリアキソン クリンダマイシン クロラムフェニコール
抗真菌薬	ボリコナゾール（経口） イトラコナゾール（内用液） カスポファンギン	イトラコナゾール カスポファンギン
抗結核薬	イソニアジド リファンピシン	イソニアジド リファンピシン
抗ウイルス薬	アバカビル ダルナビル エファビレンツ	

詳細は添付文書を参照のこと

(C_{peak}），血中濃度−時間曲線下面積（area under the curve：AUC）などが用いられる。感染巣へ到達した薬剤が十分な薬理作用を発揮する過程として重要な指標（PDパラメータ）として最小発育阻止濃度（MIC）や耐性菌出現阻止濃度（mutant prevention concentration：MPC）が用いられる。

- PKとPDの2つを組み合わせた「抗菌薬の投与法と抗菌作用の関係性」を理論としたのがPK/PD理論で，日常臨床において抗菌薬の効果を十分に発揮するために重要である（図1）。

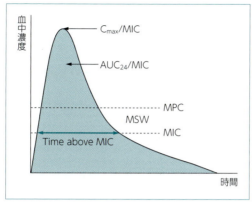

図1 ● PK/PD の理論

■ PK/PD パラメータ

- %T>MIC (time above MIC)：投与間隔に占める MIC 以上の濃度を保つ時間の割合は，時間依存的に抗菌作用が発揮されるタイプで，β-ラクタム系薬が典型例である。
- C_{max}/MIC（ピーク血中濃度と MIC の比）：濃度依存的に殺菌作用が発揮されるタイプでアミノグリコシド系薬などが挙げられる。
- AUC_{24}/MIC（24 時間の血中濃度−時間曲線下面積と MIC の比）：濃度依存的に抗菌作用が発揮されるタイプでキノロン系薬，アミノ配糖体系薬などが該当する。
- MPC より高い血中濃度に維持することで耐性菌の出現を抑制することが可能となるが，MIC と MPC の間の濃度〔耐性菌選択濃度域（mutant selection window：MSW）〕では耐性菌は残存してしまう。

■ 治療薬物モニタリング
- 実臨床で濃度測定が可能な抗菌薬（アミノグリコシド系薬，グリコペプチド系薬など）は治療薬物モニタリング（therapeutic drug monitoring：TDM）を通して個々の症例の至適投与量を設計することが推奨される。

6 治療期間

- 抗微生物薬の投与期間は宿主の免疫，微生物の病原性，感染巣の部位や血行性などによって異なる。
- 播種病変を伴わない菌血症では，黄色ブドウ球菌2～4週間，コアグラーゼ陰性ブドウ球菌7日間，グラム陰性桿菌14日間，カンジダ属（再検した血液培養の陰性から）14日間などが目安である。

〈山岸由佳〉

産婦人科感染症診療の基本原則

妊産婦・胎児への安全性からみた感染症治療薬の使い方

1 原 則

- 妊婦の感染症は流早産や先天異常，発達障害の原因となることがある。したがって，適応があれば積極的に十分な量の抗微生物薬を投与するべきだが，胎児毒性や妊婦におけるや薬物動態の変化を考慮する必要がある。
- また，他の感染症診療と同様に，感染巣と原因微生物を可能な限り同定し，発熱やCRP値のみを指標として漫然と投与を行うべきではない。

2 病態と診断

- 妊娠したからといって，著しく免疫応答が低下することはないが，Th2優位Treg優位となるので細胞内寄生菌に対する抵抗性は減弱する。
- 粘膜のうっ血や循環血漿量増加，増大する子宮による横隔膜上昇，消化管滞留時間の増加，尿管の圧迫などにより気道，消化管，尿路の感染が増加する。
- 子宮外の感染でも炎症性サイトカインを介して早産や妊娠高血圧症

候群の誘因となるので，感染が明らかな場合は積極的に抗菌薬を投与する。感染巣と起因菌を確定（少なくとも推定）し，適応となる薬剤を選択する。
- 不明熱やCRP上昇，明らかなウイルス感染に抗菌薬を投与すべきではない。特に妊娠初期は慎重投与する。

3 安全性の評価

- 米国食品医薬品局による「FDA基準」は，抗微生物薬を含む薬剤の諸種の薬剤の妊婦に対する安全性をA，B，C，D，X（5段階）に分類して，添付文書に記載するよう義務づけていた。
- しかし，同じカテゴリーに分類される薬剤であっても相違があることから，2015年6月，これを廃止し，薬剤を使うリスクについて，妊娠のどの時期にどの程度の量の薬剤をどの程度の期間使った場合，リスクがどの程度高くなるのかなどの具体的な情報を添付文書へ個別に記述するよう義務づけた。実際のところ，主治医は妊婦への薬剤を使うリスクと使わないリスクを勘案し，有益性がリスクを上回ると判断したとき処方を行うが，具体的なリスク内容の情報なしには判断ができないため，米国FDAの変更は当然である。
- 一般に，細菌特異的な代謝経路に作用する抗菌薬は安全性が高いものが多く，宿主の代謝系と共通する抗ウイルス薬や抗真菌薬，抗寄生虫薬は危険性に留意する必要がある。

4 細菌感染症

ⓐ 第一選択薬
- 妊婦の細菌感染症では全妊娠期間を通じてペニシリン系，セフェム

系などのβ-ラクタム系薬が第一選択薬となる。
- 外科的処置に伴う感染予防や軽度の上気道感染，尿路感染，軟部組織の創傷感染などでは経口薬が有効だが，肺炎や腎盂腎炎などで中等度以上の感染症では十分量を点滴投与する。原則的に単剤を必要な期間だけ投与し，漫然と投与し続けるべきではない。

ⓑ β-ラクタム系薬が使えないとき

- アレルギーなどでβ-ラクタム系薬の使用が難しい場合はマクロライド系薬を考慮する。特にクラリスロマイシンは妊婦のクラミジアやマイコプラズマ感染（*Mycoplasma hominis* を除く）では第一選択薬となるが，グラム陽性菌，陰性菌ともに耐性化が進んでおり，特に淋菌感染症については，大半が抵抗性である。

ⓒ 原因菌に応じた抗菌薬選択

- 淋菌とクラミジアとの混合感染や鑑別が難しい場合，アジスロマイシンが有効である。梅毒にはアモキシシリンの経口投与を行う。
- メチシリン耐性黄色ブドウ球菌（methicillin-resistant *Staphylococcus aureus*：MRSA）は鼻腔や咽頭の常在菌であり，正常妊娠による免疫状態の変化のみで日和見感染をきたすことはない。しかし，重篤な基礎疾患による免疫抑制や産科的合併症が重篤であり，MRSAが原因菌と推定できる場合には，救命のためにバンコマイシンやリネゾリドの使用を躊躇すべきではない。
- 結核に対しては通常の抗結核療法に準じてイソニアジド（INH），リファンピシン（RFP），ピラジナミド（PZA），エタンブトール（EB）による2カ月の初期治療後，INH，RFP 2剤による維持療法を行い，アミノグリコシド系薬，ニューキノロン系薬は避ける。
- いずれにせよ感染病巣の細菌学的検査の結果が判明したら，原因菌に対して感受性が良好で，よりスペクトラムの狭い抗菌薬を優先する。腸内細菌叢へのダメージを最小限にするためである。

5 ウイルス感染症

ⓐ 概要

- 妊娠中は Th1 型の免疫応答とナチュラルキラー（natural killer：NK）細胞活性が抑制されるため，急性ウイルス感染症が重篤化することがある。また，一部の慢性ウイルス感染が垂直感染をきたすことがある。
- ウイルス血症を起こさない呼吸器や消化器の局所感染の場合，経胎盤感染のリスクは低いが炎症性サイトカインの誘導や高熱の持続，脱水などにより間接的に胎児と胎盤を傷害する。
- 確定診断にはウイルス抗原（あるいは核酸）の証明や抗体の検出などが必須であるが，ウイルスの複製は早いので，確定前に臨床症状のみで投薬を開始せざるを得ないこともある。
- 感染母体は軽症あるいは無症状であっても，サイトメガロウイルス（CMV）感染や伝染性紅斑など胎児に重篤な障害をきたす感染症も多い。
- したがって，妊婦は石鹸と流水による手洗いの励行，食器や箸・スプーンの共用を避ける，ほかの家庭の小児や動物との接触を避ける，妊娠中の性交渉を控える（あるいはコンドームを使用する），ワクチンのあるものは妊娠前に予防接種を行う。

ⓑ 抗ウイルス薬を投与する場合

- 抗ウイルス治療の場合，有効な抗ウイルス薬があるインフルエンザ，単純ヘルペス（HSV），human immunodeficiency virus（HIV），C型肝炎，B型肝炎などに限られる。
- インフルエンザは妊婦において重症化しやすいので，抗原検査などで陽性が確定すれば妊娠時期にかかわらずオセルタミビルなどを処方する。

- 垂直感染をきたすウイルス感染症のうち新生児に対するHSVの産道感染は陣痛発来前の帝王切開で，B型肝炎ウイルス（HBV）はB型肝炎免疫グロブリン（HBIG）で，ヒトT細胞白血病ウイルス（HTLV-1）の母乳感染は人工栄養や母乳の凍結融解や加熱処理により予防が可能である。
- 経胎盤感染をきたすHIVは多剤併用抗ウイルス療法，抗レトロウイルス療法（antiretroviral therapy：ART）でウイルス量を下げたうえで帝王切開を行う。
- HIV垂直感染は妊婦のスクリーニング検査と妊娠中のART，選択的帝王切開，断乳でほぼ100%予防が可能となっている。垂直感染の予防のみであれば，アジドチミジン（AZT）単剤（ACTG076）でも効果はあるが，耐性ウイルスが出現するリスクが非常に高くなるため，多剤併用を行う。
- 抗HIV薬は多くが旧FDA分類のC以上で胎児へのリスクがあり，特にザルシタビン（ddC），エファビレンツ（EFV），デラビルジン（DLV）は禁忌である。
- 2015年以降，HIV治療の目的が「障害された細胞性免疫能の回復・維持」から「HIV増殖を抑制することによる非エイズ合併症の予防」に変化しつつある。
- START試験の最終報告を受けて，CD4陽性Tリンパ球数500/μL以上であっても抗HIV療法が合併症のリスクを低下させることが明確になり，妊婦においても治療を逡巡すべきではない．また，有効な抗HIV療法はパートナーへの感染リスクを著しく低下させる。
- C型肝炎の治療薬として近年，注目されるソホスブビル（ソバルディ®），レジパスビル（ハーボニー®）については現時点で動物モデルでの催奇形性は報告されていないが，臨床的な安全性は確立し

ていない。ソホスブビルと併用されることの多いリバビリンは動物実験で催奇形性や胎児毒性が報告されており、妊婦への投与は禁忌である。

- B型肝炎の薬物治療において、多く用いられてきたペグ・インターフェロン（PEG-IFN）は妊婦には使用できない。核酸医薬品では、テノホビルは胎児毒性が少ないため第一選択薬となるが、エンテカビルでは動物実験で催奇性が報告されている。しかし、B型肝炎の劇症化が懸念される場合はその投与を躊躇すべきではない。
- CMVは特に、妊娠中の初感染で垂直感染を来しやすい。羊水でウイルスDNAが検出された場合、高力価CMV免疫グロブリン投与による胎児治療が試みられている。
- 尖圭コンジローマに対するイミキモドの局所投与は、Toll様受容体（Toll-like receptor：TLR）を介したIFN-αの誘導を目的とするので、免疫機序による胎児胎盤傷害を起こす可能性は否定できないが、現在まで有害事象の報告はない。潜伏感染したヒトパピローマウイルス（HPV）の除去は不可能であるため、産道感染の予防には帝王切開を考慮する。

6 真菌感染症

- 妊婦のカンジダ腟・外陰炎は非常にありふれた疾患であり、腟錠と軟膏による局所療法のみで寛解する。局所投与による胎児や胎盤への移行を心配する必要はない。
- フルコナゾール150 mg単回投与も一つの治療選択肢である。
- 合併症のない妊婦で深在性真菌感染をきたすことは稀である．アムホテリシンB，クロトリマゾール，ナイスタチンの胎児毒性は少ないが，フルコナゾール，イトラコナゾール，フルシトシン，グリセ

オフルビンは動物で催奇形性の報告がある。
- しかし，造血器悪性腫瘍や，自己免疫疾患，免疫不全症，多量のステロイド投与による非常に重篤な深在性真菌感染症で，ほかに選択肢がない場合は有益性を考慮し判断する。

7 寄生虫疾患

ⓐ トキソプラズマ

- わが国における先天性トキソプラズマ症の患者報告数は年間10人以下であるが，実数はその10〜100倍に達するとされる。
- 抗体のない妊婦の妊娠中の初感染が極めて危険であり生活指導が重要であるが，抗体価あるいはアビディティ（親和性）から感染を疑った場合，羊水PCRで確定診断が得られた場合はアセチルスピラマイシン，ピリメタミンとスルファジアジン（分娩直前まで投与すると核黄疸のリスクが高まるため28週以降は投与しない）の投与を行う。

ⓑ マラリア

- 世界的に患者が最も多い寄生虫疾患はマラリアである。
- 妊婦がマラリアに罹患すると，低血糖や肺水腫/急性呼吸促迫症候群（ARDS）を起こして重症化や死亡のリスクが高くなる。また流産，早産，低体重児出産や先天性マラリア児のリスクも高まる。
- 妊婦がマラリア流行地へ旅行することはできるだけ避けるべきである。わが国ではマラリアに感染する機会はないが，仕事で流行地域に旅行や赴任をするときには，予防内服やスタンドバイ処方が行われる。
- 熱帯熱マラリアの予防に有効なメフロキンは，欧米では妊娠4カ月頃以降から処方されるが，わが国では妊婦への投与は認められて

いない。
- クロロキン，プログアニルは全妊娠期間を通じて安全であるとされるが，薬剤耐性の問題で使用価値は低い。アトバコン/プログアニル合剤の安全性を示すデータはなく，投与は勧められない。

(早川　智)

産婦人科感染症診療の基本原則

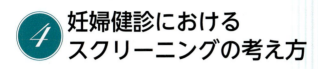

4 妊婦健診における スクリーニングの考え方

- 妊婦健診は現在，医療機関を頻回受診する経済的負担が考慮され，14回程度の公費負担となっている。母子感染の予防を目的とした感染症スクリーニングは表5のように定められている。以下にそれぞれの感染症の各論について述べる。

表5 ● 妊婦健診の概要

血液検査	妊娠初期に血液型，血算，血糖，B型肝炎抗原，C型肝炎抗体，HIV抗体，梅毒血清反応，風疹ウイルス抗体
	血算，血糖（妊娠24週から35週の間に1回）
	血算（妊娠36週以降）
	HTLV-1抗体検査（妊娠30週まで）
子宮がん検診	妊娠初期
超音波検査	妊娠23週までに2回，妊娠24週から35週までに1回，妊娠36週以降に1回
B群溶血性連鎖球菌（GBS）	妊娠24週から35週までに1回施行*
性器クラミジア抗原	妊娠30週までに1回

*日本産科婦人科学会/日本産婦人科医会編：産婦人科診療ガイドライン産科編2017年では適切な施行時期を妊娠35〜37週としている
（厚生労働省雇用均等・児童家庭局母子保健課長通知「妊婦健康診査の実施について」平成21年2月より）

1 B型肝炎ウイルス（HBV）

■概　要
- B型肝炎ウイルスはDNA型ウイルスで，外殻とコアの二重構造からなる。外殻を構成する蛋白がHBs抗原，肝細胞に感染しHBVが増殖する際に過剰に産生され，血液中に流出した蛋白がHBe抗原である。一般的にはHBe抗原陽性であればウイルス量が多く，感染力が高い。
- 産道感染が主であるが，胎内感染も知られている。
- HBs抗原陽性者の多くはHBVキャリアである。HBe抗原が感染との関連性が高く，予防措置を行わない場合，HBe抗原陽性妊婦の児のキャリア化率は90％である。
- HBe抗原が陰性でも，10％程度に新生児の一過性感染が起こるため，HBs抗原陽性者は全員母子感染予防を行う。

■症　状
- 妊婦の多くはキャリアであり，症状はない。

■診　断
- 妊娠初期にHBs抗原検査を行い，陽性であればHBe抗原と肝機能検査を追加する。肝機能などの評価は肝臓専門医への紹介が望ましい。

■治　療
- 妊娠中のHBV治療は稀であり，出生後から児に対する母子感染防止対策を行う。

①出生後12時間以内に抗HBsヒト免疫グロブリン(HBIG) 0.5〜1.0 mL筋注
B型肝炎ワクチン(HBワクチン) 0.25 mL皮下注
②生後1,6カ月でHBワクチンを再投与
③生後7カ月で児のHBs抗原,抗体検査実施

2　C型肝炎ウイルス(HCV)

■概　要

- HCV抗体陽性者は妊婦の1%未満であり,既往感染と持続感染(HCVキャリア)に分けられる。
- 感染のリスクはRNA定量で判断する。陽性者は母子感染のリスクがある。

■症　状

- B型肝炎と同様,多くの妊婦は無症状である。

■診　断

- 妊娠初期のHCV抗体検査が陽性であれば,HCV-RNA定量検査を行う。HBVと同様であるが,妊娠後初めてHCV抗体陽性が判

One Point Column

妊娠中に初めて指摘されたら

　妊婦健診で初めてHBVキャリアと診断された場合,配偶者への性行為感染の可能性があるが,原則家族への説明は妊婦本人の意思を確認してから行う。また,HBV未感染者にはHBワクチンを投与することも可能である。

明する例もあり，肝臓専門医への紹介が望ましい。
- HCV-RNA 陽性は持続感染者（キャリア）となり，母子感染のリスクがある。感染経路は分娩時または胎内感染である。逆に HCV-RNA が陰性であれば，母子感染は成立しない。
- HCV-RNA が陽性でも実際の母子感染率は 10％ とされ，妊婦への説明は慎重に行う。

■治 療

- HCV-RNA 定量にて高値の場合（特にリアルタイム PCR 法で 6.0 Log IU/mL：10^6 コピー/mL 以上）に母子感染の発生が多い。
- 過去の報告で，6.4 Log IU/mL（2.5×10^6 コピー/mL）以上の高値であれば陣痛開始前の帝王切開によって母子感染が回避可能との検討があった。高値の場合の分娩様式の選択は，患者の意思を尊重し決定すべきである。しかし帝王切開自体が含有するリスク，母子感染したとしてもその 3 割は 3 歳頃までに陰転化する可能性，さらには陽性が持続しても，インターフェロン治療で半数は除去できることを説明し，分娩様式は慎重に選択する。
- HCV ワクチンは実用化しておらず，新生児は出生後数カ月ごとに肝機能検査，HCV-RNA 定量，HCV 抗体を検査し感染の有無を確認する。
- B 型・C 型肝炎に共通することであるが，母乳哺育を禁止する必要はない。

3 ヒト免疫不全ウイルス（HIV）

■概 要

- HIV 感染は，周知の通り後天性免疫不全症候群（AIDS）を発症し

得る。妊娠そのものがHIV感染の進行に影響するという報告はないが，児へは産道感染と胎内感染を起こす。よって，わが国においては妊娠初期にHIV抗体検査を行い，陽性の場合は精密検査を行う。
- 妊娠中からの抗ウイルス療法と帝王切開分娩，人工哺乳で母子感染はほぼ回避できる。

■症　状
- 妊婦では無症状であることが多いが，感染から長時間が経過すると，免疫不全状態から重症感染症，悪性腫瘍などの合併を認める。

■診　断
- 妊娠初期にHIV抗原抗体同時測定系検査を施行する。
- 陽性の場合，確認検査としてウェスタンブロット法とPCR法を同時に行う。
- わが国ではHIV陽性者が少ないため陽性的中率は5％前後である。
- 一次検査が陽性でも「HIVが確定的である」という表現は慎む。95％は偽陽性である。
- HIVが確定すれば，HIV管理に精通した専門施設へ相談・紹介する。

■治　療
- 主に母子感染予防を目的とした治療となる。表6のように妊娠中の予防投与，分娩時の予防投与，新生児への予防投与の3段階となる。
- わが国ではHIV妊婦の発生頻度が極端に少なく，さらに帝王切開自体の合併症が少ないと考えられるため，確実な母児感染の予防から現時点では帝王切開分娩を推奨している（母子感染予防のための管理方法は各論「C-12．HIV感染症」(p.307) 参照。

表6 ● 妊婦と新生児におけるHIV薬物療法の一例

妊娠中のART（抗レトロウイルス療法）	多剤併用療法 ロピナビル・リトナビル（カレトラ®配合錠） ジドブジン（レトロビル®），ラミブジン（エピビル®）
帝王切開前から児娩出時における予防法	点滴用ジドブジン（例として3時間で4 mg/kg静注する）
出生時へのジドブジン投与	ジドブジンシロップの6週間投与（在胎週数により異なる）

(吉川史隆ほか：産科婦人科疾患最新の治療 2016-2018. 南江堂, p.174, 2016 より作成)

ヒトT細胞性白血病ウイルス（HTLV-1）

■概　要

- ヒトT細胞性白血病ウイルス（human T-cell leukemia virus type I：HTLV-1）の感染によりキャリア化した成人において、壮年期以降に成人T細胞性白血病（adult T-cell leukemia：ATL）やHTLV-1関連脊髄症（HTLV-1 associated myelopathy：HAM）が発症することがある。
- ATLの生涯発症率は2～6％程度であるが、予後不良であり、かつ母子感染、血液感染、性行為感染をきたすため、妊娠中に検査すべきウイルスとなっている。

One Point Column

妊婦への抗HIV療法は安全か

　抗HIV療法は妊娠初期に開始されるため、器官形成期にある胎児への影響が懸念される。しかし、2013年までの調査では、多数ある抗HIV治療薬を妊娠初期に投与しても、先天奇形発生頻度は2～5％前後と報告されている。これは自然発生の先天奇形頻度と差はなく、使用経験の多い抗HIV治療薬であれば胎児毒性は認められないと考えてよい。

■ 症 状
- 妊娠中はキャリアであることが多く，ほぼ無症状である。

■ 診 断
- 妊娠30週までにスクリーニング検査としてゼラチン粒子凝集法（PA法），または酵素免疫測定法（EIA法）を行う。
- 陽性の場合はウェスタンブロット法で確認検査を行う。ただし本法でも判定保留が最大20%あり，その場合はPCR法で診断する。

■ 治 療
- 前述のATLに有効な治療法は開発されていない。
- HTLV-1は主に母乳感染である。長期母乳哺育の場合，感染率は15〜40%程度とされている。よって下記手法により感染予防が図られているが，実際には子宮内感染なども知られており，予防策をとっても数%で児に感染する。

> ①人工栄養，凍結母乳栄養（24時間程度冷凍すると感染リンパ球が不活化する）
> ②3カ月以内の短期間母乳栄養（母体からの中和抗体による効果）

One Point Column

HTLV-1に関する注意点

従来からHTLV-1キャリアは沖縄，九州に多いとされていたが，移動手段の発達した現代ではそれらの情報はあてにならない。大都市を中心に全国的に検査陽性者が出る可能性を念頭におく必要がある。

5 梅毒

■ 概要
- 梅毒は近年感染者が増加しており，過去の疾患ではない。わが国においても先天性梅毒は少数ながら報告があり，検査法に関して熟知しておく必要がある。

■ 症状
- 詳細は本書の別項［各論「B-2. 梅毒（妊婦を含む）」(p.143) 参照］に譲るが，第1～4期梅毒があり，初期では局所の初期硬結，硬性下疳などを認める。数カ月から数年の経過で梅毒性バラ疹，丘疹性梅毒疹などが出現する。

■ 診断
- 妊娠全期間を通じて原因菌である *Treponema pallidum* が胎盤を通過し先天性梅毒を起こす可能性があるため，妊娠初期にスクリーニングを施行する。
- カルジオリピンを抗原とする脂質抗体検査法 (STS) である RPR カードテストとトレポネーマ抗体検査法である TPHA の検査を行う。他に FTA-ABS 検査がある。多くの場合，感染後1カ月以内に STS が陽性となり，さらに2～3週間後に TPHA が陽性となる。
- 特に妊婦では，梅毒罹患がなくとも生物学的偽陽性 (BFP) を認めることがあり，STS が陽性でも8倍未満で，TPHA が陰性であれば BFP の可能性も考慮する。無論感染早期であることも否定できない。STS が16倍以上であればほぼ梅毒感染であり，診断後7日以内に保健所への届け出が必要となる。

■ 治 療

- 日本性感染症学会では，経口合成ペニシリン薬（アモキシシリン，アンピシリン，1,500 mg/日）の投与を推奨している。無症候性であってもSTS法で16倍以上は先天梅毒のリスクも考慮し治療を開始する。投与期間は梅毒の進行により異なるが，4〜12週までと幅がある。

6 風 疹

■ 概 要

- 国際的に風疹は根絶可能との認識はあるが，わが国では残念ながら散発的に流行があり根絶には至っていない。
- 若年妊婦における過去のワクチン接種の不備，または男性側の風疹未感作の問題などから，今後も一定数の先天性風疹症候群（CRS）は発生すると予想される。

■ 症 状

- 妊婦が感染したとしても，小児に特有の発疹，発熱，リンパ節腫脹

One Point Column

梅毒検査は妊娠初期のみでよいか

妊婦健診を定期受診し，初期には梅毒陰性であったにもかかわらず，新生児期に先天性梅毒を発症した事例が，例数は少ないものの確認されている。よって，先天性梅毒の検出のためには妊娠後期にも再検すべきという意見がある。近年，梅毒患者が増加していることが社会問題となっているため，妊娠後期の再検の要否に関しては今後の検討課題であろう。

をきたす事例は多くない。無症状の場合や軽度の感冒様症状で終える妊婦がいる。

■ 診 断

- 妊娠初期検査において風疹HI抗体価を測定する。
- 抗体陰性または低抗体価（16倍以下）の妊婦には、マスクをするなどの感染予防を勧める。
- 一般的に下記のことがみられれば風疹感染を疑い、風疹感染診断検査を行う。

  ①風疹HIが256倍以上
  ②風疹HIが2週間で4倍以上の上昇
  ③風疹罹患者との接触がある
  ④風疹IgM抗体が急激に上昇する
  ⑤風疹を疑う発熱と症状などがある

- 風疹IgMが長期間陽性（persistent IgM）を示す事例がある。この場合、複数回の検査でIgM値が同等であり、高いIgG抗体であれば既往感染であり、CRSの可能性は低い。
- 風疹の診断に悩む場合、各地域に二次施設が設置されており、相談するとよい（日本産科婦人科学会ホームページなどを参考）。

■ 治 療

- 風疹に対する特異的治療法はなく、経過観察または対症療法である。
- 風疹ワクチンは生ワクチンであり、妊娠中の投与は原則禁忌であることから、HI抗体16倍以下の場合は産後のワクチン接種を勧める（産後の入院中に接種する方法が確実である）。

7 性器クラミジア感染症

■概 要

- 性器クラミジア感染症は，わが国の性感染症のなかで最も発生患者数が多い。妊娠可能年齢に多い感染症であり，経産道感染により新生児クラミジア結膜炎や肺炎などを引き起こす。また，妊娠中に絨毛羊膜炎を起こし流早産に至る可能性も否定できない。

■症 状

- 非妊婦では性器クラミジア感染症により帯下増量，子宮内膜炎や増悪すると骨盤腹膜炎に至ることがある。妊婦の多くはクラミジア検査により検出されたとしても無症状であることが多い。

■診 断

- 子宮頸管分泌物から $Chlamydia\ trachomatis$ を検出する。検査法は，頸管分泌物 PCR 法，血清抗体検査（EIA 法）がある。血清抗体検査は，感染の間接的指標にすぎず診断法としては推奨されない。

One Point Column

風疹対策は妊娠前から可能

先天性風疹症候群（CRS）は白内障，難聴，動脈管開存症などをきたす。妊娠前から妊婦とパートナーが風疹罹患に関して意識し，ワクチン接種などを行えばほぼ防げる疾患である。各市町村で抗体検査およびワクチン接種に関して助成事業があり，積極的に活用していただきたい。

■ 治 療
- アジスロマイシン（1,000 mg/回）またはクラリスロマイシン（400 mg/日，7日間）が推奨されている。単回投与という簡便さから，多くはアジスロマイシンが処方されている。治癒判定は診断時と同様の検査を3週間以上あけて再検し判定する。
- 妊婦が性器クラミジア感染症であればパートナーも治療が必要であり，泌尿器科受診などを勧める。

8 B群溶血性連鎖球菌（GBS）

■ 概 要
- GBSは腟内または会陰，肛門などに寄生する常在菌の一種であり，女性の10〜20％は保有している。GBSそのものはまず健康な女性において問題になることはないが，予防対策を行わないと稀に産道感染による新生児肺炎，髄膜炎を引き起こすことがある。
- さらに新生児期のみではなく，乳児期になって発症する例も知られている。GBS保菌者にはこれらのことを注意喚起する必要がある。

■ 症 状
- 妊婦にはまず症状はない。稀に細菌性腟炎を引き起こす程度と考えられる。

■ 診 断
- 妊娠35〜37週に腟鏡を用いず綿棒で腟入口部，会陰，肛門にかけて検体を採取する。腟内のみからの検体採取では不十分であると考えられている。
- GBS陽性者で治療の対象として扱うのは，①GBSの検出，②今回

が陰性でも前児がGBS感染症で治療した，③GBS検査の有無が不明で尿培養でGBSが同定された場合とする。

■ 治　療

- ペニシリンアレルギーなし：アンピシリンを分娩時または破水後に初回2g静注し，以降4時間ごとに1gを分娩まで静注する。
- ペニシリンアレルギーあり：セファゾリンを初回2g静注し，以降8時間ごとに1gを分娩まで静注する。

（下屋浩一郎・村田　晋）

One Point Column

GBS保菌者への配慮

　B群溶血性連鎖球菌（GBS）保菌者は妊婦10人中2人程度存在するため，比較的外来にて説明を行う機会が多い。しかし，GBS陽性でかつ予防対策を講じない場合でも新生児1,000人に対して1人程度（わが国ではより低い頻度）しか発症しない。通常の正期産であれば，無用の心配をかけない配慮が必要である。

産婦人科感染症診療の基本原則

5 産婦人科感染症とワクチン

1 概論

- 病原体特異的なワクチンの接種は，感染免疫学的に最も理にかなった予防法である。
- 婦人科領域ではB型肝炎とヒトパピローマウイルス（HPV）感染などの性感染症が，産科領域では垂直感染によって児に重篤な先天異常を引き起こす風疹や，妊婦において重篤化のおそれのあるインフルエンザが特に重要である。
- 欧米ではあえて妊娠中に接種することで胎児への移行抗体を誘導するジフテリア，破傷風，百日咳混合ワクチンが推奨されている。基本的に健常者に接種することから安全性が最優先され，特に妊婦に対する生ワクチンの接種は行うべきではない。

2 性感染症のワクチンによる予防

ⓐ B型肝炎（HB）

- 多くはHBキャリア母親からの垂直感染であったが，①1985年に始まったHBグロブリンの出生時投与，さらに②2013年からの出生直後にHBワクチンとHBグロブリンの同時投与，③1カ月，6

カ月後に HB ワクチンの投与を行うという方法で激減している。
- さらに，非曝露児においても 2016 年より定期接種となり今後根絶が期待できる。
- 鋭敏な検査法によって輸血による感染がほぼ根絶された現在，問題となっているのは日常生活や性行為感染などの水平感染と医療従事者の感染であり，これは 3 回のワクチン接種で予防可能である。
- しかし，成人では，ワクチン接種を行っても抗体価の上昇がみられないことがある。

ⓑ HPV ワクチン

- HPV はヒトの造腫瘍ウイルスとして，最も重要なものの一つである。
- 現在実用化されているワクチンは HPV の外郭蛋白をつくる L1 遺伝子を酵母や昆虫細胞で発現させる遺伝子組み換え型ワクチンである HPV-DNA 16/18 型に対する 2 価ワクチンと HPV 16/18 型に尖圭コンジローマの原因ウイルスである 6/11 型を加えた 4 価ワクチンがある。
- 性交渉開始前にこれらのワクチンを接種することで，子宮頸部腫瘍をほぼ完全に予防できることから，世界中で広く接種されている。
- わが国では HPV ワクチン接種後に注射部位の痛み，腫れ，痒みなど局所の軽度症状に加え，接種当日に失神，頭痛，痙攣などの神経障害をきたす例や，さらにワクチン接種後 2〜3 カ月以上経て筋力低下，背部痛，意識消失，異常行動，無力症，月経不順など多彩な神経症状を呈する例が報告され，一部の研究者から HPV ワクチン関連神経免疫異常症候群（human papillomavirus vaccination associated with neuropathic syndrome：HANS）という疾患概念が提唱された。しかし，その発症とワクチンの因果関係は証明されておらず，病態も明らかではないため，国際的に HANS は認め

- られていない。
- わが国では2009年に2価ワクチンであるサーバリックス®が，2011年に4価ワクチンであるガーダシル®が承認され，厚生労働省は「ワクチン接種緊急促進事業」を実施して接種事業を助成し，2013年4月1日以降は予防接種法に基づく定期接種とした。しかし，同年6月に接種後の神経症状を訴える症例の出現により，全国の自治体に対して積極的な接種勧奨を中止するよう求めた。
- 2017年現在，わが国での接種率は極めて低いままである。これは世界の趨勢に反し，WHOは若い女性が本来予防し得るHPV関連がんのリスクにさらされたままとなっている日本の状況は，真に有害な結果となり得ると警告している。
- 良性腫瘍である尖圭コンジローマもHPV 6/11型を含む4価ワクチンにより予防が可能である。諸外国では，9価ワクチンの有効性が相次いで報告されており，産婦人科のみならずHPVによって誘発される良性あるいは悪性の腫瘍は人類から根絶できると期待される。

3 妊婦に対するワクチン接種

- 前述のように，妊婦はウイルス感染に対して脆弱となり，また風疹やジカ熱のように本人の症状は非妊婦と変わらなくても胎児に異常を来し得る感染症がある。したがって，妊娠前に可能な限り予防接種を受けておくことが望ましい。
- また，現在製造されているほとんどの不活化ワクチンは，妊婦もしくは妊娠を希望する女性に安全に投与できる。

ⓐ各ワクチンの適応 (表7)

- インフルエンザは本人の重症化と胎児への影響を減少させるために，妊娠が診断された後でもワクチン接種が推奨される。インフルエンザワクチンはその年に流行が推定されるウイルス種をもとにした不活化ワクチンであり，胎児毒性や催奇形性を心配する必要はない。
- 風疹は子宮内感染によって児に重篤な先天異常や永続的な後遺症を残すことが知られている。風疹ワクチンはウイルスが分離されてまもない1960年代に，メルク社が弱毒株RA 27/3をもとに開発したものが現在も広く使用されている。
- 生ワクチンである風疹ワクチン株でも風疹ウイルスは胎盤通過性があり，先天異常を引き起こす可能性があることから，添付文書には妊婦あるいは妊娠する可能性のある女性には禁忌とされている。
- 過去にブラジルとアルゼンチンで，妊娠中に誤って接種を受けた女性で児の血中IgM抗体価が上昇したとされるが，先天性風疹症候群 (congenital rubella syndrome：CRS) 児を出生した報告はない。したがって，仮に妊娠に気がつかずに接種を受けても，人工妊娠中絶の適応とすべきではない。
- わが国で，風疹ワクチンに次いで頻用される生ワクチンはBCGワクチンである。現在では小児期に定期接種が行われているが，成人に対する結核予防効果はエビデンスに乏しく，特に妊婦に対して行うべきではない。ただ，仮に妊娠に気づかずに接種を受けても子宮内感染や先天異常の報告がないことから，妊娠中絶の適応とすべきではない。
- 狂犬病ワクチンの感染後接種は，発症予防に極めて有効であり，妊婦にも適応となる。
- 流行地における経口コレラワクチンも妊娠予後に影響を与えない。

表7 ● わが国におけるワクチンと妊婦への適応

接種制度	ワクチンの種類	妊婦への接種
定期接種 (対象者年齢は政令で規定)	生ワクチン	すべて不可. 対象年齢に含まれず
	BCG	×
	ポリオ	×
	麻しん風しん混合 (MR)	×
	麻しん (はしか)	×
	風しん	×
	不活化ワクチン	可能であるが対象年齢に含まれず
	DPT/DT	○
	日本脳炎	○
	インフルエンザ	○
任意接種	生ワクチン	原則的にすべて不可
	流行性耳下腺炎	×
	水痘	×
	黄熱	×
	ロタウイルス	×
	不活化ワクチン	原則的にすべて可。ただし適応を考慮
	B型肝炎	○ あえて妊娠時に接種不要
	破傷風トキソイド	○ 必要時は接種可能
	成人用ジフテリアトキソイド	○ 必要時は接種可能
	A型肝炎	○ 流行地域渡航時接種可能
	狂犬病	○ 動物咬傷時接種可能
	肺炎球菌 (23価多糖体)	○ あえて妊娠時に接種不要
	ワイル病秋やみ	○ 必要時は接種可能
子宮頸がん等ワクチン接種緊急促進事業	不活化ワクチン	
	肺炎球菌 (7価結合型)	○ あえて妊娠時に接種不要
	b型インフルエンザ菌 (Hib)	○ あえて妊娠時に接種不要
	HPV (ヒトパピローマウイルス:2価, 4価)	○ あえて妊娠時に接種不要

- 幼児が百日咳に罹患すると重篤化することが少なくない。特に，生後5週未満の乳児に死亡リスクが高い。米国ではTdap（tetanus, diphteria, acellular pertussis，日本のDTPワクチンとは異なる）を妊娠27～36週の妊婦に接種し，経胎盤移行抗体で，生後2カ月に，Tdapの初回接種を受けられるまで，感染に脆弱な乳児を守ることが推奨されている
- 米国疾病管理予防センター（Centers for Disease Control and Prevention：CDC）は特に百日咳の流行時には母体へのTdap接種をためらうべきではないとしている。

4 授乳婦に対するワクチン接種

- 授乳婦に対しては，すべての生ワクチン，不活化ワクチンの投与が可能である。
- 風疹ワクチンは，乳汁中に感染力のあるワクチン株の風疹ウイルスが分泌され，乳児に感染する可能性があるが，臨床的に問題にはならない。
- 抗体価の低い妊婦ではむしろ，妊娠の可能性のない産褥期に風疹ワクチン接種を行うことが推奨される。

(早川　智)

One Point Column

ワクチン不要論に対する啓発

　脊椎動物は，過去に曝露した抗原に再接触すると，短時間で中和抗体や細胞傷害性T細胞が誘導される．1796年のEdward Jennerによる種痘を嚆矢とし，病原体が同定され次第，ワクチンを開発することが現代医学の主流となってきた．マラリアやHIV/AIDSなど現在もワクチン開発中の感染症もあるが，多くの感染症がワクチンにより予防可能（vaccine preventable diseases）となっている．

　しかしながら，昨今マスコミをにぎわす現代医学否定の一つに反ワクチン論がある．予防接種の効果は実感しにくいが，有害事象は目立つので因果関係の検証もないままにマスコミに報道されることが多い．かつて，感染者の半数が死亡し，助かっても痘跡を残した天然痘は，1977年以降全世界で根絶され，ポリオや日本脳炎の国内感染もわが国ではワクチンにより根絶されている．この事実に目を背けてはならない．他の薬品同様にワクチンにも副反応は存在するが，そのデメリットと比較して，感染予防のメリットの方が大きければそのワクチンを受ける価値がある．これを判断するには専門的知識と正確な情報が必要だが，一般人が到達するインターネット情報は意図的な虚偽あるいは不確実なものが多い（Vaccine safety：informing the misinformed, Lancet Infect Dis. 9 (12)：719, 2009）．

　法治社会において，本人がワクチンの利害得失を理解したうえで，これを拒否する「愚行権」はあるが，虚偽情報によって予防接種を受けていれば助かった生命を失わせることは許されるべきではない．特に産婦人科領域では本人のみならず，胎児，新生児という次世代の生命を扱うために妊産婦や妊娠を希望する女性，配偶者に十分な啓発活動を行う必要がある．特にHPVワクチンでは地道な啓発活動が接種率を改善するという．

産婦人科感染症診療の基本原則

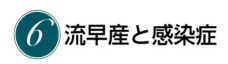
6 流早産と感染症

1 流産と感染

■ 流産の定義

- 流産は「胎児が生存可能になる前の妊娠の中絶」とされ，日本産科婦人科学会は1993年に流産を「妊娠22週未満の妊娠中絶」と定義した。
- 妊娠が自然に中絶される場合を自然流産，人工的に中絶される場合を人工流産という。さらに早期流産とは妊娠12週未満の流産，後期流産は妊娠12週以降22週未満の流産と定義される。
- 臨床的に診断された妊娠の約15％が自然流産に終わるとされており，血中hCG測定によって判明した超早期の妊娠も含めると妊娠の30％が流産に終わる。平成3～5年度厚生省心身障害研究によると自然流産の頻度は，14.9％（早期流産13.3％，後期流産1.6％）であった。
- 一般に母体年齢が上昇すると流産率が増加し，父親の年齢上昇によっても流産率が増加する。
- 臨床的な症状をもとに胎芽あるいは胎児およびその付属物はすべて排出されておらず，子宮口も閉鎖している状態で少量の子宮出血がある場合，下腹痛の有無にかかわらず切迫流産と診断する。流産へ

の移行状態，または正常妊娠過程への復帰が可能である状態とされる。必ずしも流産の状態を表現したものではなく，初期妊娠には子宮出血を主徴とした症状に対して切迫流産と呼ぶことが多く，発症頻度は30～40％である。妊娠中期では，ときに子宮頸管の開大と胎胞の形成をみることがある。

■ 流産の原因

- 自然流産の原因は，胎児側，母体側因子など多岐にわたるが，受精卵の染色体異常が最も多い。染色体異常の流産は後期流産と比較して早期流産に多く，妊娠8週前に起こりやすい。胎児あるいは胎芽の染色体異常が早期流産の最大の原因である。
- 早期流産の胎児あるいは絨毛の染色体検査を行うとその50～60％に染色体異常が認められる。後期流産においては，その原因が早期流産と異なり胎児側より母体側の因子の割合が増加する。早期流産に比べてその割合は減少するものの，流産の30～40％において染色体異常が認められており，これに染色体が正常な胎児異常を加えると約50％において胎児側の因子があると考えられている。
- 母体側因子としては，感染，子宮頸管無力症，子宮形態異常，子宮筋腫，多胎妊娠などが挙げられる。
- 流産と感染に関しては，まず胎内感染が問題となる。サイトメガロウイルス，トキソプラズマ原虫，チフス菌，*Mycoplasma hominis*，*Ureaplasma urealyticum*，マラリアなどは経胎盤感染を介して流産の要因となりうる。
- 感染と後期流産との関連では，絨毛膜羊膜炎および細菌性腟症が重要である。また腎盂腎炎などの全身性疾患としての感染も流産の原因となり，無症候性細菌尿であっても妊娠中は治療の対象となることがある。

■ 感染の治療

- 細菌性腟症が見つかった場合，メトロニダゾールやクリンダマイシンによる治療が考慮されるが，妊婦全員にその治療を実施することが必ずしも流産予防に直結するかに関しては明らかではないものの，早産ハイリスク群においては検討の余地がある。妊娠中の抗菌薬投与による胎児への影響に関しては最小限で治療のメリットがあるとされているが，最近の疫学研究で妊娠中の抗菌薬投与の影響を否定できないとする報告もあり，一定の配慮を要する。
- 一方，絨毛膜羊膜炎が原因の切迫流産の場合，母体の治療を目的に抗菌薬の投与を行うが，流産予防の効果は不明である。

2 早産と感染

■ 早産の定義

- 早産とは妊娠22週以降から妊娠37週未満の分娩を示し，切迫早産とは早産に至る危険性の高い状態とされる。
- 早産には自然陣痛発来や前期破水，子宮頸管無力症などによる自然早産と，妊娠高血圧症候群や胎児発育不全など妊娠の継続が母子の健康を害するために分娩させる人工早産がある。
- 世界的には全分娩の5〜11%が早産になるとされ，うち約70%が自然早産である。わが国での早産率は6%弱である。早産の最大の問題点は児の未熟性であり，早産による新生児死亡は，新生児死亡全体の2/3を占めている。
- 早産児の予後は妊娠週数が進むほど改善され，生存率は出生体重より妊娠週数が強く影響するとされている。児の長期予後にも大きな影響を及ぼし，神経学的異常，慢性肺疾患などを呈し，生涯の健康に影響する。

- 頻回の子宮収縮や子宮頸管の熟化を認められれば，切迫早産と診断される。しかし，子宮収縮を認めても早産に至らない症例もあり，子宮頸管の熟化のみで子宮収縮を認めない症例に対して子宮収縮抑制薬が使用されることが報告され，わが国では過剰に治療されているケースがしばしばある。
- 米国産婦人科学会は，「4回/20分あるいは8回/60分の頻度の子宮収縮があり，かつ子宮頸管の変化（子宮口開大1cm以上，展退80％以上など）を伴う」場合に切迫早産と定義している。早産の危険因子としては，①無症候性細菌尿などの尿路感染，②細菌性腟症，③母体年齢（17歳以下，35歳以上），④社会的経済的要因，⑤喫煙，⑥飲酒，⑦歯周病，⑧早産の既往などが挙げられ，生活習慣の改善も重要である。また，早産は繰り返すことがあり問診での情報収集が重要である。

■ 早産の原因

- 早産の原因として子宮内の感染，特に絨毛膜羊膜炎との関連は古くから知られている。早産における羊水中の細菌培養の陽性率について羊水穿刺による培養陽性率は16.1％で，前期破水（PROM）における羊水中の細菌培養の陽性率は27.9％と報告されている。羊水中に最も高頻度に見出される細菌は，*M. hominis, U. urealyticum* である。
- 子宮内感染に伴って早産に至る機序をまとめると図2のようになる。
- 子宮内感染の診断は最終的には病理学的あるいは細菌学的になされるが，臨床の現場では臨床的絨毛膜羊膜炎の診断を行う。診断基準を表8に示す。
- 羊水穿刺によって子宮内感染を診断することも行われ，その際の指標としては表9のようにまとめられる。

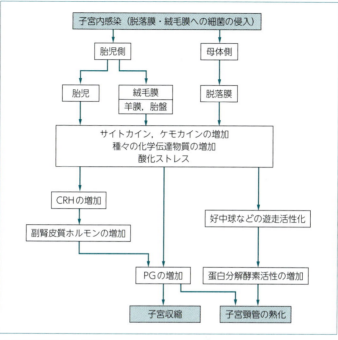

図 2 ● 早産の発生機序

CRH：corticotropin-releasing hormone
PG：prostaglandin

表 8 ● 臨床的絨毛膜羊膜炎の診断

- 母体発熱 38℃（口腔内）
- 母体白血球数 15,000 以上
- CRP1.5 以上
- 子宮に圧痛
- 母体の頻脈（100 bpm 以上）
- 胎児の頻脈（160 bpm 以上）
- 悪臭のある帯下
- 何よりも子宮収縮の増強が目安となる

表 9 ● 羊水検査による診断

羊水穿刺にて
- 細菌培養
- グラム染色
- 白血球の存在
- 糖濃度の低下
- サイトカイン濃度の上昇

■ **感染の治療**

- 母体の全身性の感染症も早産と関連しており，腎盂腎炎，肺炎，虫垂炎や歯周病ですら早産の危険因子とされている。腎盂腎炎に対しては妊娠中とりわけ厳重な治療が必要とされており，原則的には入院にて抗菌薬加療を行い，早産の防止に努める必要がある。
- 虫垂炎についても疑われた場合には原則として手術を行う必要がある。歯周病を治療することによる早産予防の効果に関しては議論があるものの口腔ケアを行うことは重要であると考えられる。

(下屋浩一郎)

One Point Column

子宮内感染とサイトカイン

子宮内感染ではエンドトキシンなど細菌の生産物が脱落膜の単球を刺激して，サイトカインが産生される。サイトカインと子宮収縮や子宮頸管の熟化に関与する prostaglandin (PG) との関連について，1989年に Casey らが報告しサイトカインの1つである tumor necrosis factor (TNF)-α が，グラム陰性桿菌の菌体成分である lipopolysaccharide (LPS) 刺激によって脱落膜細胞から産生され，TNF-α によって羊膜から PGE2 が産生されることが示された。その後 Romero らを中心に，IL-6 などのサイトカインと早産との関連について多数報告された。

新生児合併症とサイトカインとの関連について多数の報告がなされ，慢性肺疾患である bronchopulmonary dysplasia (BPD) や periventricular leukomalacia (PVL) が生じやすいこと，さらに結果として cerebral palsy に至ることから子宮内感染と児の脳性麻痺との間にもサイトカインを介したシステムが関与していることが明らかとなった。子宮内感染に対する児の障害として fetal inflammatory response syndrome (FERS) という概念が構築され，サイトカインストームによってさまざまな臓器障害，敗血症をきたして最悪の場合死に至ることが知られるようになった。

産婦人科感染症診療の基本原則

7 周術期の感染管理

1 予防抗菌薬投与の目的

- 予防抗菌薬の目的は，手術部位感染（surgical site infection：SSI）発生率の減少とされており，原則として遠隔部位感染は対象とされていない。
- 予防抗菌薬は組織の無菌化を目標にするのではなく，術中汚染による細菌量を宿主防御機構でコントロールできるレベルまでに下げるために補助的に使用する。
- 産婦人科領域における予防抗菌薬を表10（p.50）にまとめた。

2 予防抗菌薬選択の基準

- 原則として手術部位の常在細菌叢に抗菌活性を有する薬剤選択を行い，術後感染の原因細菌をターゲットにしない。
- 手術操作が及ぶ部位から常在細菌以外の細菌が検出されている症例では，その細菌に活性を有する抗菌薬を選択する。
- 術前に手術操作の及ぶ部位からメチシリン耐性黄色ブドウ球菌（methicillin-resistant *Staphylococcus aureus*：MRSA）が検出されている場合などでは，症例ごとに施設の感染症専門医やイン

フェクション・コントロール・チーム（感染対策チーム）にコンサルトし，バンコマイシン（VCM）の使用も考慮する。
- β-ラクタム系抗菌薬アレルギーではフルオロキノロン系抗菌薬を使用するのも一方法であるが，現在上市されている注射用フルオロキノロン系抗菌薬は嫌気性菌を十分カバーし得ないため，症例によってはメトロニダゾール（MNZ）の併用も考慮する。

3 予防抗菌薬投与のタイミング

- 手術が始まる時点で，十分な殺菌作用を示す血中濃度，組織中濃度が必要であり，切開の1時間前以内に投与を開始する。
- 術前に手術操作の及ぶ部位からMRSAが検出されているなどでVCMを使用する場合，β-ラクタム系抗菌薬アレルギーでフルオロキノロン系抗菌薬を使用する場合には，2時間前以内に投与を開始する。
- 帝王切開では新生児への影響を考慮し，臍帯をクランプした後の投与が行われていたが，母体のSSIや子宮内膜炎などの予防目的で，他の手術と同様に術前1時間以内の投与を推奨する。
- 長時間手術の場合には抗菌薬の術中追加再投与が必要である。一般に半減期の2倍の間隔での再投与が行われ，セファゾリン（CEZ）では3〜4時間ごとであり，その他の抗菌薬はその半減期を参考に再投与を行うことが望ましい。
- 腎機能低下症例では，腎機能に応じて，再投与の間隔を延長する。
- 短時間に1,500 mL以上の大量出血が認められた場合，決められた再投与間隔を待たずに追加投与を考慮する。
- 術後も投与する場合の投与間隔は，セフトリアキソン（CTRX）以外のセファロスポリン系抗菌薬では8時間を基本とし，推算

糸球体濾過量（eGFR）20〜50 mL/分/1.73 m² では 12 時間，<20 mL/分/1.73 m² では 24 時間とする。

■ 予防抗菌薬の投与量

- 予防抗菌薬であっても治療量を用いる。
- 過体重/肥満患者に対しては抗菌薬の増量が必要である。通常 80 kg 以上の腎機能正常症例の 1 回投与量は，CEZ 2 g，セフメタゾール（CMZ）2 g，フロモキセフ（FMOX）2 g，アンピシリン/スルバクタム（ABPC/SBT）3 g などを使用する。

■ 予防抗菌薬の投与期間

- SSI は術中における細菌による汚染が原因であり，手術終了後数時間，適切な抗菌薬濃度が維持されれば，原則として術後 24 時間を超えての投与は必要がない。

4 MRSA 保菌スクリーニング

- 産婦人科ではインプラント留置手術もほとんどなく，原則として手術患者に対してルーチンの術前 MRSA 保菌スクリーニングは必要ない。

（三鴨廣繁）

表10 ● 周術期の感染管理

創分類	術式	推奨抗菌薬	β-ラクタム系抗菌薬アレルギー患者での代替薬	投与期間（単回または術後時間）	備考
産科					
クラス1	帝王切開術（未破水）	CEZ	CLDM+アミノグリコシド系薬	単回	抗菌薬は臍帯クランプ後ではなく，手術前1時間以内に投与する。 術前の消毒薬を用いた腟洗浄は感染を減少させる。 母体B群溶連菌保菌者は，母子感染予防のため術前に除菌を実施する必要がある。 術前のB群溶連菌除菌にはペニシリン系薬を使用する。
クラス2	帝王切開術（破水）：腟周辺B群溶連菌保菌陰性（除菌された場合も含む）	CMZ, FMOX	CLDM+アミノグリコシド系薬	単回	
クラス2	帝王切開術：腟周辺B群溶連菌保菌陽性/不明	ABPC/SBT	CLDM+アミノグリコシド系薬	単回	
クラス2	流産手術	CMZ, FMOX, ABPC/SBT, CEZ+MNZ	CLDM+アミノグリコシド系薬，MNZ+[アミノグリコシド系薬，キノロン系薬]	単回	MNZは新生児への影響から帝王切開では使用不可だが，本手術では適応となる。 緊急の場合を除き，可能な限り術前のクラミジア・淋菌スクリーニング後に手術を行う。
クラス2	流産手術（クラミジア陽性/不明）	CPFX+MNZ, PZFX+MNZ	マクロライド系薬+アミノグリコシド系薬	単回	
クラス2	流産手術（淋菌陽性）	CTRX+MNZ	AZM+CLDM	単回	疫学上，女性の淋菌感染症の頻度は低率のため，不明の場合は通常の流産手術と同様な予防抗菌薬の使用を行う。代替薬としてのAZMはAZM-SR 2g経口が望ましい。
婦人科					
クラス1	卵巣腫瘍手術（開腹手術）	CEZ	CLDM, VCM	単回*	
クラス1	卵巣腫瘍手術（開腹手術）：高リスク（悪性腫瘍に対する拡大郭清術など）	CEZ	CLDM, VCM	24時間	拡大手術として子宮も摘出する場合はクラス2と考える。
クラス1	卵巣腫瘍手術（腹腔鏡下手術）	CEZ	CLDM, VCM	単回*	

(表10つづき)

創分類	術式	推奨抗菌薬	β-ラクタム系抗菌薬アレルギー患者での代替薬	投与期間(単回または術後時間)	備考
クラス2	腹式子宮摘出術(開腹手術)	CMZ, FMOX, ABPC/SBT, CEZ+MNZ	CLDM+アミノグリコシド系薬, MNZ+アミノグリコシド系薬, キノロン系薬+MNZ	単回*	
クラス2	腹式子宮摘出術(開腹手術):SSIリスク因子あり,悪性腫瘍に対する拡大郭清	CMZ, FMOX, ABPC/SBT, CEZ+MNZ	[アミノグリコシド系薬 or キノロン系薬]+MNZ, [アミノグリコシド系薬 or AZT or キノロン系薬]+CLDM	24時間	
クラス2	腹式子宮摘出術(腹腔鏡下手術)	CMZ, FMOX, ABPC/SBT, CEZ+MNZ	[アミノグリコシド系薬 or キノロン系薬]+MNZ, [アミノグリコシド系薬 or AZT or キノロン系薬]+CLDM	単回*	
クラス2	腹式子宮摘出術(腹腔鏡下手術):SSIリスク因子あり,悪性腫瘍に対する拡大郭清	CMZ, FMOX, ABPC/SBT, CEZ+MNZ	[アミノグリコシド系薬 or キノロン系薬]+MNZ, [アミノグリコシド系薬 or AZT or キノロン系薬]+CLDM	24時間	
クラス2	腟式子宮摘出術	CMZ, FMOX, ABPC/SBT, CEZ+MNZ	[アミノグリコシド系薬 or キノロン系薬]+MNZ, [アミノグリコシド系薬 or AZT or キノロン系薬]+CLDM	単回*	
クラス2	円錐切除術	CMZ, FMOX, ABPC/SBT, CEZ+MNZ	[アミノグリコシド系薬 or キノロン系薬]+MNZ, [アミノグリコシド系薬 or AZT or キノロン系薬]+CLDM, [ドキシサイクリン or ミノサイクリン 100 mg 手術前に内服]+[術後ドキシサイクリン or ミノサイクリン 200 mg 内服]	単回	術前のクラミジア・淋菌スクリーニングは原則必須である。

(表10 つづき)

創分類	術式	推奨抗菌薬	β-ラクタム系抗菌薬アレルギー患者での代替薬	投与期間(単回または術後時間)	備考
クラス2	子宮内膜搔爬術	CMZ, FMOX, ABPC/SBT, CEZ+MNZ	[アミノグリコシド系薬 or キノロン系薬]+MNZ, [アミノグリコシド系薬 or AZT or キノロン系薬]+CLDM, [ドキシサイクリン100 mg or ミノサイクリン100 mg 手術前に内服]+[術後ドキシサイクリン100 mg or ミノサイクリン100 mg内服]	単回	緊急の場合を除き,可能な限り術前のクラミジア・淋菌スクリーニングを後に手術を行う。クラミジア・淋菌陽性の場合は,治療後に手術を実施することが望ましい。CPFX+MNZ は高い bioavailability を有するために経口投与でも可(術前2時間前に内服)である。疫学上,女性の淋菌感染症の頻度は低率のため,不明の場合は通常の子宮内膜搔爬術と同様な予防抗菌薬の使用を行う。代替薬としての AZM は AZM-SR 2 g 経口が望ましい。
クラス2	子宮内膜搔爬術(子宮頸管クラミジア陽性/不明)	CPFX+MNZ, PZFX+MNZ	キノロン系薬+MNZ, マクロライド系薬+アミノグリコシド系薬, [ドキシサイクリン100 mg or ミノサイクリン100 mg 手術1時間前に内服]+[術後ドキシサイクリン100 mg/日 or ミノサイクリン100 mg/日経口]	単回	
クラス2	子宮内膜搔爬術(子宮頸管淋菌陽性)	CTRX+MNZ	AZM+CLDM	単回	

創分類 クラス1(清潔創):消化管,呼吸器,尿生殖器を扱わない手術をさす。クラス2(準清潔創):消化管,呼吸器,尿生殖器を扱う手術をさす。ただし,術中に汚染があった場合は,クラス3となる。クラス3(汚染創):開放創,新鮮創,偶発的創傷を含む。さらに,清潔操作に大きな破綻を生じた場合あるいは消化管から大量に液の流出を生じた手術,急性非可能性炎症を認める手術における切開創がこのカテゴリーに含まれる。クラス4(感染創):壊死組織の残存する陳旧性外傷,すでに臨床的感染あるいは消化管穿孔を伴う創が対象となる。

抗菌薬略号 CEZ:セファゾリン, CMZ:セフメタゾール, CTRX:セフトリアキソン, FMOX:フロモキセフ, ABPC/SBT:アンピシリン/スルバクタム, MNZ:メトロニダゾール, CLDM:クリンダマイシン, VCM:バンコマイシン, AZT:アズトレオナム, PZFX:パズフロキサシン, AZM:アジスロマイシン, CPFX:シプロフロキサシン, FMOX:フロモキセフ
＊長時間手術では再投与

コラム・話題

✦女性生殖器のマイクロバイオーム（常在菌叢）

■ 概 説

　女性生殖器には消化管や気道同様の粘膜免疫システムが存在するが，異物である配偶者の精子や半異物である胎児胎盤を許容しつつも，感染性病原体は排除するという二律背反した機能が要求される。女性生殖器粘膜（female genital tract：FGT）は機能・構造的に上部（卵管，子宮内膜，子宮頸管粘膜），下部（子宮腟部，腟粘膜，外陰部）に分けられる．特に下部生殖器粘膜表面は消化管や口腔同様に生理的に多種多様な常在微生物が共生している。常在微生物の総体をマイクロバイオームという。

ⓐ 腟のマイクロバイオーム

　腟のマイクロバイオームは消化管に比べて細菌種，数ともに単純であるが，*Lactobacillus* 属が腟粘膜を形成する重層扁平上皮細胞中のグリコーゲンから乳酸を産生して酸性環境を保つという重要な役割がある。これが子宮への上行感染を防ぎ，妊娠時には胎児胎盤を守る[1]。腟マイクロバイオームの破綻は細菌性腟症やさらには性感染症，流早産の重要なリスク因子となる。

　正常経腟分娩では，児が産道で母体の腟フローラに曝露することによって，消化管マイクロバイオームが形成されるため，腟は次世代の腸内フローラのリザーバーという点で極めて重要な意義がある。腟の細菌叢は大きく5つのクラスターに分けることができるが，乳酸菌が少なく *Gardnerella* 属や *Ureaplasma* 属の多い場合には早産リスクが著しく増大する[2]。消化管にはアデノウイルスやエンテロウイ

ルスなど疾患を引き起こさないウイローム（常在ウイルスの総体）が存在する。生殖器のウイロームに関する研究はまだ少ないが，皮膚や糞便，鼻粘膜同様　ヒトパピローマウイルス（HPV）やサイトメガロウイルス（CMV），単純ヘルペスウイルス（HSV）などのウイルス遺伝子が検出されている[3]。興味深いことに，腟細菌叢によってウイロームが変化を受けることが明らかになった。特に *Lactobacillus* が少ない女性ではハイリスク HPV の検出率が高い[4]。消化管同様に腟粘膜常在菌を宿主とするバクテリオファージが存在する可能性もある。

ⓑ 胎盤のマイクロバイオーム

非妊時はもとより，胎盤が形成される妊娠期間中，子宮内は無菌的環境にあるものと長く信じられてきた。しかし，次世代シークエンサーによる細菌由来遺伝子の網羅的解析によって胎盤に独自のマイクロバイオームが存在することが明らかになった。

Aagaard らは，320 例の胎盤の 16sRNA 遺伝子 PCR あるいはメタゲノム解析を行い，胎盤にはバイオマスとしては微量（1 g あたり 0.002 mg）ながら細菌由来 DNA が存在し，独自のマイクロバイオームを形成すること，その主体は非病原性の Firmicutes, Tenericutes, Proteobacteria, そして Fusobacteria であることを明らかにした[5]。同一個体の全身のメタゲノムと比較したところ，腸管や皮膚に比べてはるかに口腔内と最も高い相関がみられ，妊娠中に血行性に移行した可能性がある。

従来，胎盤における細菌は早産に伴う絨毛膜羊膜炎に特異性が高く，腟や子宮頸部からの上行感染に伴うと信じられていた[6,7]が，口腔からの血行性移行を示唆するものとして重要な知見である。実際，歯周病妊婦では早産[8]や妊娠高血圧症候群のリスクが高いこと[9]，妊婦に限らず歯周病患者ではスケーリングなどの歯科治療のみならず日

常の歯みがきでも血中に口腔内細菌が入りうることが報告されている[10]。

血中に入った細菌は血栓や動脈硬化を伴わない正常な血管内皮には付着しがたいが，母体筋層内に浸潤する胎盤絨毛細胞に付着し，出産まで留まっている可能性がある。

■ 腸内細菌叢の妊娠による変化

腸内細菌は食物や環境，抗菌薬の投与によって大きな変化がみられるが，妊娠によっても変化する。妊娠の進行によって腸内細菌量が増えるが，肥満妊婦では *Bacteroides fragilis* と *Staphylococcus aureus* の増加と *Clostridium histolyticum* や *Bifidobacterium* 属の減少が妊娠初期から著明であるという[11]。*Bifidobacterium* の減少は腸管粘膜の慢性炎症や糖尿病でみられることから，妊娠合併症のリスクをもたらす可能性がある。

Koren らは，妊娠後期には初期に比べて個体内多様性（α diversity）が減少していくが，個体間多様性（β diversity）が妊娠後期には増加していく（個人差が拡大する）としている。この変化には特に Proteobacteria と *Faecalibacterium* 属が関与する。前者は炎症性腸疾患でしばしば観察される増悪因子であり，後者はブチル酸産生を介して炎症抑制に働く。言い換えると，妊娠後期の腸管内環境はしばしば炎症性腸疾患に類似することになる[12]。

Koren らは，ヒトの妊娠初期と後期の糞便を無菌マウス腸管に移植したところ，血糖の上昇がみられたため，妊婦における耐糖能異常は腸内細菌叢の変化に起因するのではないかとしている。

■ 母乳のマイクロバイオーム

乳房はミュラー管由来の生殖管とは発生を異にするが，下垂体・卵

巣ホルモンのコントロールを受け，乳汁を分泌することで新生児の発育を担保するという点で，広義の女性生殖器に含めることができる。乳房から分泌される母乳は従来，無菌的なものと考えられてきた。

しかし，Cabrera-Rubioらは18人の経産婦を対象に初乳，産後1カ月，産後6カ月と3回にわたり母乳中のマイクロバイオーム解析を行った。その結果，初乳からはブドウ球菌，連鎖球菌や，*Weissella*属，*Leuconostoc*属，*Lactococcus*属に属する乳酸産生菌が検出されたのに対し，成乳からは口腔内細菌である*Veillonella*属，*Leptotrichia*属，*Prevotella*属が検出されたことを報告した[13]。

これら乳頭や乳管内のマイクロバイオームは皮膚よりも口腔に類似しており，本人や性パートナーの口腔フローラを反映している可能性がある。母親のみならず父親の口腔衛生管理が児の腸管フローラ形成に影響を及ぼし得るのである。

■子宮内膜のマイクロバイオーム

近年，子宮内膜のマイクロバイオームの偏倚が不妊不育に関与するのではないかという研究がある。*Lactobacillus*属の減少と，BVに関与する嫌気性菌の増加がIVF反復不成功例に多いとするものであるが，これが原因か共通する病態の結果かは明らかではない[14,15]。

子宮内膜フローラ採取における腟常在菌のコンタミネーションは避けられず，また一部の検査業者が宣伝する子宮内フローラ検査の有用性の根拠も確立していない。抗菌薬によるフローラ矯正は困難であり，むしろ耐性菌を誘導するリスクが高く，ラクトフェリン内服の効果も明らかではない。したがって生検によって明らかな慢性子宮内膜炎が診断されない場合，子宮内フローラ改善を目的とする抗菌薬の投与は推奨されない。

■おわりに

 次世代シークエンサーの登場以来,体表面を覆う皮膚や,消化管や呼吸器など粘膜臓器におけるマイクロバイオームの個体恒常性と免疫への関与が注目を集めている。生殖免疫領域でも,従来の母体-胎児胎盤という二者関係から,母体-胎児胎盤-常在菌叢といった三者関係にパラダイムが移行しつつある。

(早川 智)

引用文献

1) Prince AL, Antony KM, Ma J, Aagaard KM. The microbiome and development : a mother's perspective. Semin Reprod Med. 2014 Jan ; 32 (1) : 14-22.
2) DiGiulio DB, Callahan BJ, McMurdie PJ, Costello EK, Lyell DJ, Robaczewska A, Sun CL, Goltsman DS, Wong RJ, Shaw G, Stevenson DK, Holmes SP, Relman DA. Temporal and spatial variation of the human microbiota during pregnancy. Proc Natl Acad Sci U S A. 2015 Sep 1 ; 112 (35) : 11060-5.
3) Cadwell K. The virome in host health and disease. Immunity. 2015 May 19 ; 42 (5) : 805-1.
4) Wylie KM, Mihindukulasuriya KA, Zhou Y, Sodergren E, Storch GA, Weinstock GM. Metagenomic analysis of double-stranded DNA viruses in healthy adults. BMC Biol. 2014 Sep 10 ; 12 : 71. doi : 10.1186/s12915-014-0071-7.
5) Aagaard K, Ma J, Antony KM, Ganu R, Petrosino J, Versalovic J. The placenta harbors a unique microbiome. Sci Transl Med. 2014 May 21 ; 6 (237) : 237ra65.
6) Stout MJ, Conlon B, Landeau M, Lee I, Bower C, Zhao Q, Roehl KA, Nelson DM, Macones GA, Mysorekar IU. Identification of intracellular bacteria in the basal plate of the human placenta in term and preterm gestations. Am J Obstet Gynecol. 2013 Mar ; 208 (3) : 226.e1-7.
7) Cao B, Stout MJ, Lee I, Mysorekar IU. Placental Microbiome and Its Role in Preterm Birth. Neoreviews. 2014 Dec 1 ; 15 (12) : e537-e545.
8) Offenbacher S, Katz V, Fertik G, Collins J, Boyd D, Maynor G, McKaig R, Beck J. Periodontal infection as a possible risk factor for preterm low birth weight. J Periodontol. 1996 Oct ; 67 (10 Suppl) : 1103-13.
9) Desai K, Desai P, Duseja S, Kumar S, Mahendra J, Duseja S.

Significance of maternal periodontal health in preeclampsia. J Int Soc Prev Community Dent. 2015 Mar-Apr ; 5 (2) : 103-7.
10) Hu SW, Huang CH, Huang HC, Lai YY, Lin YY. Transvascular dissemination of Porphyromonas gingivalis from a sequestered site is dependent upon activation of the kallikrein/kinin pathway. J Periodontal Res. 2006 Jun ; 41 (3) : 200-7.
11) Collado MC, Isolauri E, Laitinen K, Salminen S. Distinct composition of gut microbiota during pregnancy in overweight and normal-weight women. Am J Clin Nutr. 2008 Oct ; 88 (4) : 894-9.
12) Koren O, Goodrich JK, Cullender TC, et al. Host remodeling of the gut microbiome and metabolic changes during pregnancy. Cell. 2012 ; 150 (3) : 470-80.
13) Cabrera-Rubio R, Collado MC, Laitinen K, Salminen S, Isolauri E, Mira A. The human milk microbiome changes over lactation and is shaped by maternal weight and mode of delivery. Am J Clin Nutr. 2012 Sep ; 96 (3) : 544-51.
14) Moreno I, Franasiak JM. Endometrial microbiota-new player in town. Fertil Steril. 2017 Jul ; 108 (1) : 32-9.
15) Baker JM, Chase DM, Herbst-Kralovetz MM. Uterine Microbiota : Residents, Tourists, or Invaders? Front Immunol. 2018 Mar 2 ; 9 : 208.

chapter 2

各論 A

感染部位別
　婦人科感染症の鑑別診断

A. 感染部位別 婦人科感染症の鑑別診断

❖外陰および腟の感染症

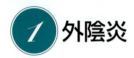

1 外陰炎

1 概　要

- 症状としては外陰瘙痒感，帯下の増加，外陰痛，腫瘤触知などを単独あるいは複合して認めることが多い。帯下を伴う場合には，腟内の感染に起因する帯下が外陰に付着して炎症を誘発していることが多い。
- 原因として多様な疾患が存在し，感染症だけでなく非感染症も原因となるので，鑑別診断のためには双方の代表的疾患について知ることが重要である。
- 問診，視診で臨床診断できる疾患も多いが，適切に検査も行い正確な診断に至ることが重要である。
- 長期の治療で軽快しない場合には，潜在する全身性疾患がないかを再検討する。

2 問　診

- 症状（瘙痒感，帯下増加，痛み）の有無と部位：陰毛部の瘙痒感ならケジラミ症，痛みなら毛嚢炎を想起するなど，疾患を絞りこむことも可能である。患者自身に症状のある部位を触ってもらうとわかりやすい。

- 内服薬や過労・寝不足などによる疲労の有無，外陰部以外の症状：抗菌薬内服後の発症，持続した疲労の存在，免疫力の低下状態では，カンジダやヘルペスの日和見感染などを疑う。全身の極めて強い瘙痒を伴えば疥癬なども考慮する。
- 既往歴，年齢，月経歴，性交経験：糖尿病は日和見感染のリスク因子である。閉経後の高齢者では，萎縮性腟炎，外陰 Paget 病，外陰癌などを想起し，性交経験は性感染症の想起に有用となる。
- 生活習慣，家族構成，職歴：バスタオルの共有，高齢者と接する機会などは，ケジラミ症・疥癬などの想起に関係する。
- 日常的に外陰部と接触する下着や入浴洗剤などの変更：接触皮膚炎の診断に有用な情報となる。

3 視 診

- 外陰部の発赤，腫脹，腫瘤，潰瘍，水疱などの有無：小水疱と小潰瘍での性器ヘルペスなど，視診のみで診断できる所見もあり，注意深い観察が重要である。ただし細胞診や皮膚生検を必要とする疾患もある。
- 腟分泌物の性状：典型的なカンジダ腟炎の帯下など，腟鏡診による視診のみで診断できることもある。

4 検 査

- 腟分泌物や感染源の鏡検：肉眼的に判断できない微生物の顕微鏡による確認は確定診断に有用である。
- 腟分泌物の培養：顕微鏡でも確認できない場合の診断法として有用である。

- 生検組織検査：外陰 Paget 病，外陰癌，扁平上皮増殖症，硬化性苔癬などは，生検組織検査を施行しないと確定診断に至らない。治療が奏効せず長期に外陰瘙痒感が持続する症例でも施行することが望ましい。

5 症状・所見からの診断

- 主訴から想起する鑑別診断を表1に示す。

■ 瘙痒感を主訴とする外陰炎
ⓐ 帯下増加を伴う感染症
カンジダ外陰腟炎

- カンジダ真菌の感染で，多くは外陰炎と腟炎が合併し，瘙痒感と帯下増加を主訴とする代表疾患である。

表1 ● 主訴から想起する外陰炎の鑑別診断

主訴	感染症	非感染症
外陰瘙痒感* 帯下増加あり*	カンジダ外陰腟炎 トリコモナス腟炎 細菌性腟症	萎縮性腟炎
帯下増加なし*	ケジラミ症 疥癬	接触皮膚炎，外陰 Paget 病，外陰癌，扁平上皮増殖症，硬化性苔癬，全身性疾患（糖尿病，肝・腎疾患，うつ病，不安神経症）
外陰痛*	性器ヘルペス バルトリン腺膿瘍 毛嚢炎	ベーチェット病 外陰 Paget 病 外陰癌
外陰の腫瘤触知*	尖圭コンジローマ	粉瘤 外陰癌

*各疾患の主訴として必発ではない

- 症状：瘙痒感と酒粕状の白色帯下の増加で，腟壁全体を苔状の白色帯下が覆うこともある。外陰部には発赤を伴うことが多い。
- 診断：臨床的に容易であるが，帯下の性状や外陰所見が典型的でない場合は鏡検（生食法：スライドガラスに載せた少量の生理食塩水に帯下を浮遊させ，カバーガラスをかけて顕微鏡で観察）でカンジダの菌糸・胞子を認めれば確定診断となる。培養法は即時性に乏しいのが欠点である。
- 外陰炎のみが主体の際は，外陰皮膚の落屑をスライドガラスに載せ，10% KOHを滴下してカバーガラスをかけて鏡検する。
- 再発を繰り返す場合には糖尿病などの潜在疾患や持続した疲労状態による免疫力低下などを疑うことも重要となる。
- 治療：各論「B-9. 外陰腟カンジダ症」（p.194）を参照。

トリコモナス腟炎

- 腟トリコモナス原虫の感染で，瘙痒感を主訴とするが，外陰の発赤所見はほとんど認めない。
- 確定診断：黄白色泡状の帯下が典型的だが，本症に特有ではなく，帯下の鏡検（生食法）により腟トリコモナス原虫を認めれば確定診断となる。鞭毛で動き回る虫体の観察は比較的容易であるが，確認できない場合は培養法で診断する。
- 治療：各論「B-10. 腟トリコモナス症」（p.200）を参照。

細菌性腟症

- カンジダ，トリコモナス，淋菌以外のさまざまな好気性菌や嫌気性菌による腟炎の総称である。
- 症状：自覚症状に乏しく，外陰炎を伴うことは少ないが，帯下増加を認めることがある。
- 診断：帯下の鏡検で長桿菌の*Lactobacillus*属をほとんど認めず，その他の細菌しか認めないことで診断できる。

- 診断基準・治療：各論「A-3. 腟炎・細菌性腟症」(p.78) を参照。

❶ 帯下増加を伴う非感染症

萎縮性腟炎

- 原因：閉経後のエストロゲン低下に伴う腟粘膜の萎縮・菲薄化が原因となる。
- 症状：黄色，あるいは褐色の帯下を認めることが多く，瘙痒感や性交痛を訴えることもある。
- 診断：腟壁や子宮頸部に発赤や血性の小斑点を認めることや，臨床症状と年齢などから総合的に判断する。
- 治療：エストロゲン製剤を使用する。外陰の炎症症状には抗ヒスタミン薬軟膏，ステロイド軟膏などを使用する。

❷ 帯下増加を伴わない感染症

ケジラミ症

- 原因：ケジラミによる感染で，陰毛部の皮膚に寄生して炎症を引き起こす。
- 症状：瘙痒感が主症状で，皮疹は認めないことが多い。
- 問診：外陰部よりも陰毛部に瘙痒感が強いので，問診が重要となる。
- 下着に点状の黒いしみ（ケジラミの血糞）がつくことがある。
- 診断：肉眼やルーペで陰毛基部に付着する脂漏性の白色物（成虫，虫卵）を検出し，先の細い摂子で掴んでスライドガラスに載せて鏡検し，成虫や虫卵を確認する。
- 治療：各論「B-13. ケジラミ症」(p.219) を参照。

疥　癬

- 原因：ヒゼンダニの感染で，極めて強い瘙痒感を生じ，夜中に痒みが強くなる傾向がある。
- 家族内，施設内での感染を主とするが，時に性行為感染も認める。
- 問診：老人病院や介護施設などで高齢者との接触が多い職種，集団

生活での雑魚寝，ステロイド外用薬を使用して症状が増悪した場合などに想起する。
- 症状：指間や陰部，内股，わきの下，へその周囲など首から下の全身に小水疱，丘疹がみられ，疥癬トンネルといわれる線状の発疹が特徴的である。
- 診断：疥癬トンネル，新鮮な丘疹，結節などから眼科用ハサミで切除した角質層をスライドガラスに載せて KOH を滴下し，カバーガラスを載せて鏡検し，成虫や虫卵を確認する。
- 治療：各論「B-12．疥癬」（p.216）を参照。

ⓓ帯下増加を伴わない非感染症

接触皮膚炎

- 原因：外陰炎の原因として接触皮膚炎や物理的刺激による皮膚炎は比較的頻度が高い。
- 接触源や刺激として避妊具，外用薬，下着，洗剤，尿，毛剃りなどが挙げられる。
- 問診：詳細な問診から刺激因子を推察し，接触を断って 2 週間経過後も軽快しない場合はパッチテストを行う。
- 治療：ステロイド外用薬が有効だが，外陰は皮膚が薄く経皮吸収しやすいので，薬効が medium 以下のもの〔プロピオン酸アルクロメタゾン（アルメタ®軟膏），酪酸ヒドロコルチゾン（ロコイド®軟膏・クリーム），酪酸クロベタゾン（キンダベート®軟膏）など〕から処方し，習慣的使用にならないように，処方量も必要最低限とすることが望ましい。

外陰 Paget 病

- 高齢女性に多い上皮内腺癌。初期は湿疹様で，単なる湿疹，接触皮膚炎，白癬症と見誤られることも多い。紅斑を形成し，極めて慢性的な経過の後，表在性の潰瘍を生じることがある。

- 症状：局所の瘙痒感，灼熱感，疼痛などである。
- 外陰瘙痒への治療が奏効しない患者で想起する。
- 診断：生検組織検査で Paget 細胞を認めれば確定する。

外陰癌

- 高齢女性の大・小陰唇に好発し，初期は単一の硬結や小隆起であるが，増大して結節状丘状となり，やがて表面に潰瘍を形成する。
- 症状：局所の瘙痒感，腫瘤・潰瘍形成，分泌物増加などを認める。
- 診断：生検組織検査で行う。

非腫瘍性皮膚病変

- 外陰瘙痒感を主症状とする白色肥厚を認め，外陰ジストロフィーと呼ばれていた。以下の 2 疾患に分類され，診断は生検組織検査で行う。
- 扁平上皮増殖症：中高年の女性に好発し，わずかに隆起した境界明瞭な白斑として現れる。
- 硬化性苔癬：すべての年齢に発生するが，閉経後，思春期に多い。左右対称の扁平白色丘疹で始まり，癒合して境界明瞭な白斑となる。

■ 痛みを主訴とする外陰炎

ⓐ 感染症

性器ヘルペス

- 原因：単純ヘルペスウイルス 1 型または 2 型の感染である。初感染は主に性行為が原因で，潜伏期は 2〜10 日間とされる。
- 症状：外陰部の強い痛み，米粒大の水疱，水疱が破れての潰瘍を認める。発熱や痛みによる排尿困難を伴うこともある。
- ウイルスは腰仙骨神経節などに潜伏感染し，免疫力の低下，局部的な損傷，ストレスなどで再発を繰り返す。
- 診断：痛みを伴う小水疱や小潰瘍などの特徴的な所見と問診（初感染では先行する性行為，再発では以前の性器ヘルペス感染歴やスト

レスなど）によって臨床的になされるが，判断が難しい場合には患部から分泌物を採取してウイルス抗原検査（蛍光抗体法）や細胞診を行う。血清抗体価測定法は結果の解釈が難しい。
- 治療：各論「B-6. 性器ヘルペス（性器ヘルペスウイルス感染症）」(p.177)を参照。

バルトリン腺膿瘍
- バルトリン腺嚢胞に細菌感染し，膿瘍を形成して疼痛を生じる。
- 診断：視診と触診で容易に可能である。
- 治療：穿刺，切開による排膿（細菌培養），抗菌薬の内服で，造袋術が有用である。

毛嚢炎
- 症状：毛嚢への細菌（多くは黄色ブドウ球菌）感染により発症し，表在性（軽度の痒みと痛み，多発性の赤い病変）と深在性（膿が貯まって痛みを伴う）の状態がある。
- 診断：視診で容易に可能である。
- 治療：表在性は抗菌薬の軟膏塗布，深在性は切開・排膿と抗菌薬の内服および軟膏塗布を行う。

ⓑ非感染症
- 高齢者では外陰 Paget 病，外陰癌も考慮する（前述）。

ベーチェット病
- 診断基準：下記を参照。

> 主症状：①外陰部有痛性潰瘍，②口腔の再発性アフタ性潰瘍，③皮膚症状（有痛性皮下結節），④眼症状（虹彩毛様体炎）
> 副症状：①関節炎，②副睾丸炎，③消化器病変，④血管病変，⑤中枢神経病変

- 外陰部潰瘍に上記症状を伴えば，本疾患を疑い膠原病内科などへ紹介する。

- 治療：ステロイド外用薬，非ステロイド性消炎薬，コルヒチン，免疫抑制薬，抗腫瘍壊死因子抗体など。

■腫瘤触知を主訴とする外陰炎
ⓐ感染症
尖圭コンジローマ
- 原因：ヒトパピローマ（乳頭腫）ウイルス6型または11型の感染による性感染症で，潜伏期は長く約3カ月とされている。
- 症状：大小陰唇，会陰，肛門周辺にカリフラワー状もしくは乳頭状の小疣贅を認める。腟壁，子宮腟部，肛門内，尿道口にも発生する。
- 診断：肉眼的に可能であるが，不確実な場合は生検組織検査を行う。
- 治療：各論「B-7. HPV感染症（尖圭コンジローマを含む）」(p.185)を参照。

ⓑ非感染症
粉瘤（表皮嚢腫，アテロームとも呼ばれる）
- 症状：皮下組織への老廃物の貯留で，無症状で受診しない人も多い。腫瘤の増大，感染による痛み，発赤，腫脹などの症状発現で受診することが多い。
- 検査と診断：典型的なものは，視診だけで診断できる。かなり大きく，他の腫瘍性疾患との鑑別が必要な場合はMRIなどを行うこともある。
- 治療：小さく無症状の場合は経過観察でよい。感染した際は抗菌薬を使用するが，根治には手術で嚢胞を切除する。

外陰癌
- 前述（p.66）参照。

（金井　誠）

外陰炎

One Point Column

全身性疾患の検索：糖尿病，肝・腎機能異常，精神的疾患

局所に原因疾患を明確にできない場合，糖尿病や肝・腎機能異常，精神的疾患（うつ病，不安神経症など）が原因として潜在している可能性がある。血液検査や専門医へのコンサルトを適切に行うことが重要である。

A. 感染部位別 婦人科感染症の鑑別診断

❖外陰および腟の感染症

② バルトリン腺炎

1 概 要

- バルトリン腺は粘液分泌腺で,生理的役割は性的興奮時の粘液の分泌である。
- バルトリン腺は尿生殖隔膜の外面,左右前庭球の後端に位置する。大陰唇の深部にあり球海綿体筋に覆われているため通常は触知できない(図1)。
- エンドウ豆大の分泌器官で,1〜2 cm の導管により小陰唇の内側部で小陰唇と処女膜との間の間凹部に開口する。

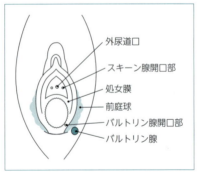

図1●バルトリン腺開口部

- バルトリン腺は解剖学的位置から細菌による炎症を起こしやすい。
- バルトリン腺炎はバルトリン腺導管を経て細菌が侵入・感染して発症する。
- 以前は起因菌として淋菌が多かったが，最近ではブドウ球菌，連鎖球菌，大腸菌，嫌気性菌などが主体となってきている。
- バルトリン腺炎は性活動との関連が深く，性成熟期女性の各年齢層にしばしば認められ，高齢者や小児には少ない。ただし，性活動と関係なく生じるものもあり，バルトリン腺管を経て細菌が侵入し増殖する機序に関しては不明な点が多い。
- バルトリン腺囊胞は炎症の繰り返しにより，導管が貯留して形成されることが多いが，分娩時の会陰切開や会陰裂傷の縫合時にバルトリン腺の導管を結紮することでも生じる。

2 症 状

- バルトリン腺炎の症状は外陰部の違和感，熱感，発赤，腫脹，疼痛などで，膿瘍を形成すると限局性の有痛性腫瘤は発赤，腫脹，疼痛が強くなり，大陰唇は膨隆し腫瘤を外側より触知するようになる。
- 膿瘍が自壊し瘻孔を形成すると排膿して症状は軽快するが，導管開口部や瘻孔は閉鎖し再発を繰り返すことが多い。
- バルトリン腺炎は急性期と慢性期に分けられる。
- 急性期は腺導管周囲に炎症が起こり，次いで腺体へと炎症が波及する。急性期は腺導管あるいは腺導管開口部周囲に炎症を起こした状態で，バルトリン腺自体に炎症があることは少ない。バルトリン腺膿瘍は，さらに炎症が進行し深部に及び導管が閉塞すると，膿が導管に貯留して小陰唇のみならず大陰唇も腫脹して腫瘤を形成しバルトリン腺膿瘍となる。

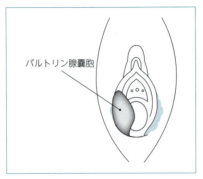

図2●バルトリン腺炎囊胞

- 慢性期には大陰唇後方の皮下深部に分泌液貯留により腫脹した小指頭大から鶏卵大のバルトリン腺囊胞を触れるようになる。バルトリン腺囊胞はバルトリン腺そのものが腫脹するより導管が囊胞状に拡張したものである（図2）。

3 診 断

- 診断は症状の問診，触診，視診でほぼ可能である。
- 触診：バルトリン腺に一致した圧痛を認める。膿瘍を形成している場合は腫瘤を触知し圧痛を認める。慢性期であるバルトリン腺囊胞では腫瘤は触知するが圧痛は認めない。
- 視診：バルトリン腺に一致して発赤，腫脹，開口部からの分泌物を認める。

4 鑑別診断

- 外陰部に炎症を起こし，バルトリン腺炎と鑑別を要するものに，急

性外陰炎，外陰ヘルペス，外陰腟カンジダ症，スキーン腺炎（尿道側管炎）などがある。
- バルトリン腺炎のほとんどは外陰部片側のバルトリン腺に一致して発症し，スキーン腺炎は，外尿道口の両側方部のスキーン腺に一致した病変であることから鑑別が可能であり，他の疾患は原則外陰部にびまん性に発赤，腫脹をきたすことで鑑別できる。
- 排泄管の閉塞をきたすことにより外陰部に腫瘤を形成する疾患にバルトリン腺囊胞以外ではスキーン腺囊胞があるが，腫瘤の位置で鑑別できる。
- その他外陰部に囊胞を形成する疾患に，ガルトナー囊胞，ヌック管囊胞などがあり，それ以外の原因で腫瘤を形成するものに線維腫，脂肪腫などの良性腫瘍，またバルトリン腺癌などの悪性腫瘍がある。バルトリン腺癌は外陰癌の 3.9～7％に認められ，非常に稀であるが重要な鑑別疾患である。
- 視診や触診では鑑別が困難な際，充実性の腫瘤を触知する場合は，MRIなどの画像検査を行うことにより腫瘍内容の性状を推測することができ，内容液の細胞診や腫瘍の生検を行うことで良性か悪性かの判断や確定診断を行うことができる。

5　治　療

■ 保存的治療

- バルトリン腺炎の急性期には抗菌薬投与，必要に応じて消炎鎮痛薬の併用を行う。抗菌薬は起因菌を同定し感受性があるものを選ぶべきであるが，起因菌同定までに日数を要するときは一般的な原因菌に広く適合するような広域の抗菌薬（合成ペニシリン，ニューキノロン系）を投与する。抗菌薬は一般的には経口薬で十分であるが，

重症の場合は注射薬も使用する。

> **処方例**
> - アンピシリン 250 mg, 1日3回, 7日間
> - レボフロキサシン 500 mg, 1日1回, 7日間

- バルトリン腺嚢胞は腫脹が軽度で症状がない場合は治療を要さず経過観察でよい。

■外科的治療
- バルトリン腺炎の急性期には外科的治療はなるべく行わないほうがよいが，抗菌薬投与を行っても腫瘤が増大し疼痛が軽減しないものや，バルトリン腺膿瘍の再発を繰り返すもの，バルトリン腺嚢胞を形成し患者の不快感などの症状があるものに関しては以下の外科的治療を考慮する。

ⓐ穿刺，切開，ドレナージ
- 抗菌薬投与でも疼痛が和らがず，腫瘤が増大するものに疼痛緩和を目的に行う。
- 穿刺：太い針を用いて行い，膿瘍壁が菲薄な場合は無麻酔で行える。
- 切開：膿瘍の頂点の粘膜部で行うと，処置後の不快感が少なく，解剖学的なひずみが少ないうえ，治癒も早い。また，切開部が開口されたまま残る場合に分泌物の排出が生理的となる。
- 切開：十分な長さの縦切開で行うが，創部が癒合して再発をきたすことが少なくない。
- 穿刺あるいは切開にて膿汁が確認されれば細菌培養検査を行う。

ⓑ造袋術（図3）
- 膿瘍や嚢胞を形成した症例に対して行い，バルトリン腺の生理的分泌機能の温存が可能である。

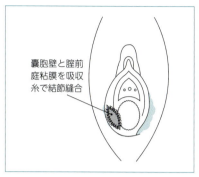

図3●バルトリン腺囊胞造袋術

- 腫瘤壁にある腟前庭を露出し，腟前庭に近い囊胞直上の粘膜を十分な長さに切開する。その後，囊胞壁と腟前庭粘膜を吸収糸で結節縫合することで瘻孔を形成する。
- 膿瘍が自壊した症例では手術操作が困難であり，本術式は不向きである。

ⓒ摘出術

- バルトリン腺膿瘍の再発を繰り返す症例，腺が硬く触れ腺実質腫瘍が疑われる症例，造袋術後の再発に対して行う。
- 膿瘍壁や囊胞壁が解剖学的に血管の走行に近接した部位にあると摘出の際に出血しやすく，膿瘍や囊胞が大きい場合には直腸に近接するため完全に摘出することは必ずしも容易ではない。
- 急性炎症例は完全摘出が困難なため避けるべきである。
- 完全摘出した場合，分泌腺としての機能は廃絶する。両側バルトリン腺を摘出しても腟乾燥による性交障害は起こらないとされているが，なるべく両側の摘出は避けた方がよい。

（角　俊幸・福田武史）

One Point Column

　バルトリン腺炎の原因菌は，以前は淋菌が多かったが最近ではブドウ球菌，連鎖球菌，大腸菌および嫌気性菌が主体となっている．性交渉をきっかけに発症する場合も少なくなく，*Chlamydia trachomatis* が原因との報告例もある．しかし，バルトリン腺炎は必ずしも性感染症ではないので，患者や家族への説明の際は不用意な発言に注意することが必要である．

A. 感染部位別 婦人科感染症の鑑別診断

❖外陰および腟の感染症

腟炎・細菌性腟症

1 概要

- 腟および子宮腟粘膜は扁平上皮に覆われているが，免疫誘導組織がないため，感染特異的な免疫反応が起こりにくい。
- 腟炎は腟内に炎症が起こったもので，大きく分類して，主に常在菌による非特異的なものと，性感染症による特異的なものがある。
- 非特異的な腟炎は，腟内乳酸桿菌の減少に伴い種々の好気性菌や嫌気性菌が正常腟内で増殖している状態である細菌性腟症と，エストロゲン低下に伴い腟の自浄作用が低下することによって生じる萎縮性腟炎がある。
- 特異性な腟炎としてトリコモナス腟炎やカンジダ腟炎などが挙げられる。

2 症状

- 細菌性腟症：約半数は無症状で，ときに灰色，漿液性，均質性の帯下があり悪臭を伴うこともある。
- 萎縮性腟炎：腟内の瘙痒感，帯下感，性交痛，接触出血など。
- カンジダ腟炎：ヨーグルト様，カッテージチーズ様，酒粕様の帯下

感，瘙痒感がある。
- トリコモナス腟炎：泡沫状黄白色帯下の増量があるが，10〜20%は無症状である。

3 診断のための検査

- 萎縮性腟炎：帯下の性状（白色〜黄色，漿液性〜膿性，pHの中性化：6.0〜7.0）を確認する。
- 細菌性腟症：Amselの診断基準（表2），帯下のグラム染色標本を用いたNugentスコア（表3），Verstraelenらにより修正された修正Nugentスコア（表4），帯下生食標本を用いたLactobacillary grade（表5）のいずれかにより，客観的に診断されている。それぞれの検査方法には一長一短があり，さらにそれらの感度や特異度はバラバラであるため，容易に比較検討できない。
- カンジダ腟炎：カンジダは常在真菌であるため，検出されたのみではカンジダ腟炎と診断できない。自他覚症状があって初めてカンジダ腟炎といえる。腟内から直接採取して鏡検により菌体を確認するか，培養によりカンジダの存在を確認し，臨床症状と合わせて診断する。
- トリコモナス腟炎：腟分泌物の鏡検にて，腟トリコモナス原虫を確認する。鏡検法で確認できない場合には，培養法を行う。

表2 ● Amselの診断基準（1983）

①腟分泌物のpH≧4.5
②均一で，粘性に乏しい，灰白色帯下
③帯下に10% KOHを添加すると，アミン臭（魚臭）がする
④clue cellが存在する
これら4項目のうち，3項目を満たすとき，細菌性腟症と診断する

表3 ● Nugent スコア（1991）

スコア	菌数/視野（1,000 倍）		
	Lactobacillus 型	*Gardnerella* 型（*Prevotella* などのグラム陰性小桿菌を含む）	*Mobiluncus* 型
0	>30	0	0
1	5〜30	<1	<1, 1〜4
2	1〜4	1〜4	5〜30, >30
3	<1	5〜30	
4	0	>30	

各形態のスコアの合計により，以下のように判定する
0〜3：Grade Ⅰ 正常
4〜6：Grade Ⅱ 判定保留（中間型）
7〜10：Grade Ⅲ 細菌性腟症

表4 ● 修正 Nugent スコア（Verstaelen ら，2007）

①Grade Ⅰ（正常腟内細菌叢パターン）
②Grade Ⅰ-like（*Lactobacillus* 以外の非定型的グラム陽性桿菌が優位なパターン：*Bifidobacterium* あるいは *Corynebacterium*）
③Grade Ⅰ-PMN（*Lactobacillus* 陽性だが，好中球優位なパターン）
④BV-like（Nugent スコアの Grade Ⅱ と Grade Ⅲ を合わせたもの，*Gardnerella* や *Bacteroides* 以外による細菌性腟症パターン）

表5 ● Lactobacillary grade（Donders ら，1996）

菌 種	Lactobacillary grade
Lactobacillus 属のみ	Grade Ⅰ（正常群）
Lactobacillus 属＞その他	Grade Ⅱa（中間群）
Lactobacillus 属＜その他	Grade Ⅱb（中間群）
その他のみ	Grade Ⅲ（細菌性腟症群）

4 治療

- 萎縮性腟炎：エストロゲン補充療法（腟錠，経口錠）を行う。
- 細菌性腟症：治療の基本は局所療法（腟錠）または内服療法で，クロラムフェニコールまたはメトロニダゾールを使用する。
- カンジダ腟炎：腟内を洗浄後，抗真菌薬（腟錠）を挿入する。外陰部には抗真菌薬（クリームまたは軟膏）を塗布する。治療により自覚症状の消失と帯下所見の改善をみたものを治癒とする。
- トリコモナス腟炎：腟内を洗浄し，尿路への感染も考慮して，メトロニダゾールの経口薬による全身投与を原則とする。また，パートナーとのピンポン感染を防ぐため，パートナーも同時にメトロニダゾールの経口薬による全身投与を行う。しかし，腟錠による局所療法は，経口療法と比較して局所の自他覚症状が早く改善するという利点があるので，腟炎では経口投与に併用してもよい。

（大槻克文・安藤　智）

One Point Column

難治性細菌性腟症に対するラクトフェリンの効果（臨床研究）

後期流産や早産を繰り返すハイリスク患者のリスク因子の一つとして腟炎や頸管炎が挙げられることは疑う余地はない。上記の一般的な治療を行っても腟内の細菌叢が改善しない（*Lactobacillus* が出現しないまたは優位にならない）難治性腟炎の患者が存在する。このような患者の場合，腸内免疫機能の低下が早産発生と関連している可能性も示唆されている。筆者らはプレバイオティックスの一つであるラクトフェリンを用いた早産予防研究を行ってきた。今までの *in vitro* および *in vivo* での実験結果を踏まえ，現在は難治性細菌性腟症を有する早産ハイリスクの妊婦に対しての投与を行い，よい感触を得ている。

A. 感染部位別 婦人科感染症の鑑別診断

❖子宮の感染症

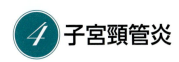

4 子宮頸管炎

▶ クラミジア子宮頸管炎

1 概 要

- 最も患者数の多い性感染症である。
- 感染経路：性行為により男性から精液とともに腟内へ排出された *Chlamydia trachomatis* に感染する。
- 潜伏期間：自覚症状がある場合，感染機会後約 2 週間だが，70％が無症状。
- 子宮頸管炎は薬物療法により約 2 週間で治癒する。
- 感染の自覚がなく無治療のまま放置されると，腹腔内へ感染が波及し卵管妊娠，卵管性不妊症，流早産の原因となることがある。

2 症 状

- 多くは無症状だが，帯下増加，下腹部痛，性交痛，内診痛を示すものもある
- 稀に感染が上腹部へ及び，肝周囲炎 (Fitz-Hugh-Curtis 症候群) を発症し，急性腹症を示すことがある。

- 経過・予後・治療効果判定：急性・慢性炎症ともに保存的にも治癒しうるが，骨盤内臓器の癒着により不妊症の原因となる。薬物治療した場合，投薬2週間後に遺伝子増幅診断で確認する。

3 診 断

- 子宮頸管分泌物のPCRクラミジア，LCRクラミジアによる核酸増幅検査。
- 鑑別診断：淋菌性子宮頸管炎，骨盤腹膜炎，卵巣腫瘍茎捻転，急性虫垂炎，尿路結石。

4 治 療

- マクロライド系，ニューキノロン系，テトラサイクリン系の抗菌薬が有効である〔各論「B-3. クラミジア感染症」(p.155) 参照〕。

5 予 防

- 予防：パートナーとの同時治療と，性交時のコンドーム着用。
- 予防ワクチンは現在のところない。

▶淋菌頸管炎

1 概 要

- 頻度の高い性感染症の一つである。
- 感染経路：性交，オーラルセックス。
- 潜伏期間：感染機会後7日以内の発症と考えられているが，はっ

きりしないことが多い。
- 症例数は男性の尿道炎が断然多く，女性は10代後半～20代前半にピークがみられる。女性は子宮頸管炎が多く，感染が上行し，子宮付属器炎，肝周囲炎（Fitz-Hugh-Curtis症候群）を起こし，後遺症として不妊の原因となる。そのほか，バルトリン腺炎，咽頭炎，直腸炎，稀に産道感染により新生児結膜炎を生じる。
- オーラルセックスの増加に伴い，咽頭での保菌や感染が問題となっており，男女ともに性器に淋菌が証明された患者の20～30％に咽頭からも検出される。
- 薬剤耐性淋菌が増加している。

2 症 状

- 子宮頸管炎では帯下が主症状であるが，感染者の多くは訴えがない。
- 骨盤内炎症性疾患（pelvic inflammatory disease：PID）を起こすと約50％以上に発熱，下腹痛，子宮付属器の圧痛を認めるが，症状がないものもある。
- 女性は無症状の例が多いため，男性の淋菌感染症の主たる感染源となる。

3 診 断

- 子宮頸管分泌物を用いたグラム染色による鏡検は正診率が低く，分離培養法と核酸増幅法（例えば，PCR）などの抗原検査法を用いる。子宮頸管炎ではクラミジアとの同時感染も多いことから，クラミジアの同時検査が望ましい。
- 培養法，PCR法，LCR法，DNAプローブ法がある。

- 薬剤耐性淋菌の増加により，培養検査の重要性が増している。
- 鑑別診断には *Chlamydia trachomatis* による子宮頸管炎，PIDがある。

4 治 療

- セフェム系，ペニシリン系，ニューキノロン系，テトラサイクリン系の抗菌薬が有効である〔各論「B-1. 淋菌感染症（妊婦を含む）」(p.138) 参照〕。
- 抗菌薬に対して薬剤耐性が発生しやすく，多くの多剤耐性菌が発生している。

5 予 防

- 予防：パートナーとの同時治療と，性交時のコンドーム着用。
- 予防ワクチンは現在のところない。

（大槻克文・河野春香）

One Point Column

クローン病との鑑別

20代未婚女性が微熱，外陰部痛，咽頭違和感を主訴に来院した。外陰部には潰瘍が存在し，外陰部ヘルペスとクラミジア感染症の混合感染を念頭においた。外陰部の潰瘍がやや大きめであることが気になったが，まずはヘルペスに準じた加療を始めた。1週間後の再診時には咽頭痛を訴え，外陰部の潰瘍は拡大していた。咽頭にも小潰瘍が発生してきており，結果として難治性疾患であるクローン病であった。クラミジアによる咽頭炎や外陰部ヘルペスを疑う場合に，鑑別疾患として常に念頭においておくべき疾患であろう。

A. 感染部位別 婦人科感染症の鑑別診断

❖子宮の感染症

5 子宮内膜炎・子宮筋層炎・子宮傍結合組織炎

1 概　要

- 子宮内膜の炎症を子宮内膜炎，筋層の炎症を子宮筋層炎，子宮周囲の後腹膜下の結合組織の炎症を子宮傍結合組織炎という。
- 大部分は，腟，頸管からの上行性感染であるが，結核や虫垂炎由来では下行性感染をきたす。

2 分類と病態 (図4)

■ 子宮内膜炎

- 本来無菌である子宮内膜に炎症が引き起こされた状態で，産褥性と非産褥性に分けられる。急性子宮内膜炎は，微小膿瘍あるいは子宮内膜腺における好中球の出現を特徴とする。
- 子宮内の感染防御として，①月経により周期的に子宮内膜の剝離と再生が起こること，②頸管粘液は IgA に富み，黄体期は粘度が高くなること，③腟内は自浄作用により酸性に保たれ，病原体の増殖を防ぐことが挙げられるが，子宮頸管炎によりバリアが崩されると，上方へ感染を起こす。
- 主に子宮内膜搔爬，子宮内避妊具の挿入などの子宮内操作に伴って

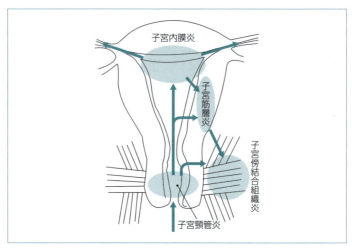

図4 ● 上行性感染での子宮の炎症の広がり

引き起こされる。
- 子宮頸癌や子宮体癌に伴う急性炎症や子宮頸部手術後の癒着や老齢による子宮頸管の狭窄により子宮内に膿が貯留し，子宮留膿腫を呈することがある。
- 慢性子宮内膜炎：子宮内膜基質における多量の形質細胞の出現を特徴とする。
- 結核性子宮内膜炎：慢性型を呈し，結核性腹膜炎から経卵管的に下行性にあるいは血行性に子宮内膜に波及する。
- 性感染症に伴う慢性子宮内膜炎もしばしば経験する。

子宮筋層炎
- 子宮内膜炎の炎症がさらに筋層にまで波及することで起こることが多いが，子宮内容清掃術後，帝王切開術後，子宮筋腫核出後などに

起こる場合もある。症状は子宮内膜炎よりも強い。

■ 子宮傍結合組織炎
- 子宮内感染が子宮周囲の後腹膜下を骨盤壁に向かい，リンパ行性に広がったものである。

■ 起炎菌
- 起炎菌は，腟や下部消化管の細菌叢に棲むブドウ球菌，連鎖球菌などの好気性グラム陽性球菌，大腸菌などの好気性グラム陰性桿菌，嫌気性菌と幅広く，また，複数菌感染症が多い。
- 性感染症との関連ではクラミジア，淋菌による子宮内膜炎もみられる。
- 放線菌は子宮内器具（intrauterine device：IUD）を長期間使用した場合にみられることが知られている。

3 症状と診断 (図5)

■ 問 診
- 妊娠の有無，月経周期，性感染症などの既往歴の有無，子宮内操作を伴う経腟的検査や処置の有無などについて確認する。
- 発熱，下腹部痛，性器出血や外子宮口からの膿性分泌物の増加は，子宮内感染を示す所見である。子宮傍結合組織炎では，膀胱・腹膜刺激症状や排便痛といった症状がある。

■ 診 察
- 内診所見：子宮の圧痛，子宮頸部移動痛がみられる。子宮傍結合組織炎では，傍結合組織に硬結を触れ，痛みを伴う。炎症が子宮付属器や骨盤腹膜に拡大すると，子宮付属器やダグラス窩に圧痛が認められ，全身状態の変化を伴うことがある。

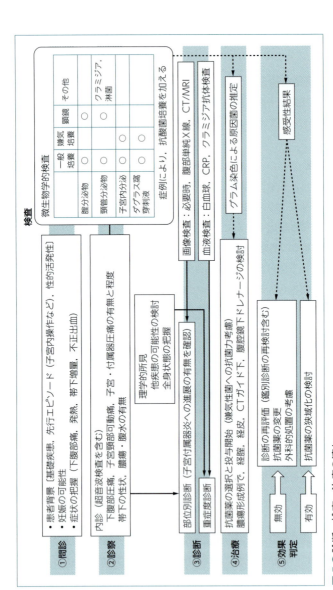

図5 ● 診断、検査、治療の流れ

(小山麻希子：産婦人科治療 100 suppl：368-374, 2010 より改変)

■ 検　査

- 細菌学的検索として，腟・頸管分泌物，子宮内容物の培養検査（好気性，嫌気性），クラミジア，淋菌の検索（核酸増幅法，血清抗体検査など）を行う。検体のグラム染色結果は empiric therapy を行う上で重要であるため，必ず行うべきである。子宮内容物の検体は，腟内細菌のコンタミネーションを避けるよう採取する。
- 子宮傍結合組織炎では起因菌の同定は困難な場合が多いが，膿瘍が形成された場合には穿刺により検体を採取することができる。
- 内膜の組織学的炎症所見も有用であるが，内膜の掻爬は，急性期では炎症を拡大することがあるため注意が必要である。放線菌では，培養での同定率は 1/4 程度で，組織診，細胞診で，グロコット染色陽性の菌塊が検出される。
- 血液検査：白血球増多，赤沈亢進，CRP 陽性などの急性炎症所見がみられるが，炎症が子宮内にとどまる際には異常を示さないものも多い。
- 超音波検査，CT，MRI などの画像診断：子宮腔内の液体貯留，卵巣，卵管膿瘍，ダグラス窩膿瘍の有無，また，子宮頸部，体部の腫瘍性病変の有無について検索を行う。解剖学的境界を越えた浸潤性の広がりと IUD の存在があれば，放線菌症が疑われる。

■ 診　断

- 下腹部痛をきたす他の疾患（異所性妊娠，卵巣腫瘍茎捻転，虫垂炎，憩室炎，尿管結石など）の除外が重要である。
- 重症度：明確な基準はないが，下腹部痛や下腹部の圧痛が強い場合，骨盤腹膜炎まで進展している場合は重症と判断する。重症化すると，敗血症性ショックなど重篤な状態となり，死亡率は 30〜40％となる。起因菌が *Pseudomonas aeruginosa* や *Escherichia coli*，*Klebsiella* 属では特に死亡率が高くなる。

4 治療と予後

- 細菌学的検索を行うとともに，その結果を待たずに抗菌薬の使用を開始する (empiric therapy)。複数菌感染が多いため，嫌気性菌を想定して広域スペクトルの抗菌薬を選択する。また，検体のグラム染色結果は，抗菌薬選択の上で重要である。培養結果がでれば，狭域化を行う。
- 性感染症 (sexually transmitted diseases：STD) が疑われる場合は，淋菌に対しセフトリアキソン，クラミジアとの重複感染を考慮してアジスロマイシンの併用を行う。
- 軽症・中等症例は，外来での経口抗菌薬投与を行うが，重症例では入院とし，抗菌薬の点滴静注を行う。
- 子宮留膿腫をきたした場合，原則的には，頸管拡張を行って排膿する。
- 膿瘍形成症例では抗菌薬の投与に対する反応性が低下するため，骨盤膿瘍が形成されれば，切開，ドレナージを行う。超音波ガイド下の経腟ドレナージや CT ガイド下ドレナージにより 75～90％の症例で開腹手術を回避できたとの報告がある。

■ 軽症例での empiric therapy

- 軽症，中等症では，ペニシリン系 (β-ラクタマーゼ阻害薬配合)，ニューキノロン系の投与を考慮する。
- キノロン系抗菌薬は，淋菌に対しては 8 割以上がキノロン耐性であること，また嫌気性菌に対する抗菌活性は十分ではないことに留意する。
- 嫌気性菌に対して，クリンダマイシン，ミノサイクリン，メトロニダゾールなどの併用を検討する。
- メトロニダゾールの重要な副作用として，稀であるがメトロニダ

ゾール脳症とよばれる中枢神経障害がある。構音障害，小脳失調などを認めた場合に疑う必要がある。薬剤中止により多くは可逆性であるが，6%は不可逆性とされる。

経口での治療薬（産婦人科診療ガイドライン婦人科外来編 2017，一部改変）

β-ラクタマーゼ阻害薬配合ペニシリン系
　スルタミシリン（ユナシン®）　1回 375 mg　1日 2～3回　5～7日間
　クラブラン酸・アモキシシリン（オーグメンチン®）　1回 250 mg
　　1日 3～5回　5～7日間
ニューキノロン系
　レボフロキサシン（クラビット®）　1回 500 mg　1日 1回　5～7日間
　トスフロキサシン（オゼックス®）　1回 150 mg　1日 3回　5～7日間
　シプロフロキサシン（シプロキサン®）　1回 100～200 mg　1日 3回
　　5～7日間

重症例での empiric therapy

- 第3世代以降のセフェム系やペニシリン系（β-ラクタマーゼ阻害薬配合）を点滴静注する。
- 膿瘍形成では，嫌気性菌のカバーが推奨される。
- 重症例，難治例には，PK/PD の概念に基づいて，β-ラクタム薬では1日の投与回数の増加，キノロン薬では，1日投与量の増量なども考慮する。MRSA（メチシリン耐性黄色ブドウ球菌：methicillin-resistant *Staphylococcus aureus*）感染症と診断された場合には治療薬物モニタリング（therapeutic drug monitoring：TDM）を行いながら，バンコマイシン，テイコプラニン，アルベカシンなどを投与する。

注射での治療薬（産婦人科診療ガイドライン婦人科外来編 2017）

セフェム系
- セフメタゾール（セフメタゾン®）　1回1〜2g　1日2回　5〜7日間
- フロモキセフ（フルマリン®）　1回1〜2g　1日2回　5〜7日間
- セフピロム（セフピロム硫酸塩®）　1回1〜2g　1日2回　5〜7日間
- セフトリアキソン（ロセフィン®）　1回1〜2g　1日1〜2回　5〜7日間

β-ラクタマーゼ阻害薬配合ペニシリン系
- タゾバクタム・ピペラシリン（ゾシン®）　1回4.5g　1日3回　5〜7日間
- スルバクタム・アンピシリン（ユナシン®-S）　1回3g　1日2〜4回　5〜7日間

マクロライド系
- アジスロマイシン（ジスロマック®）　1回0.5g　1日1回　3〜5日間

新規注射剤
- メトロニダゾール（アネメトロ®）　1回0.5g　1日3〜4回　5〜7日間

新規注射剤
- レボフロキサシン（クラビット®）　1回0.5g　1日1回60分かけて　5〜7日間

＜併用薬：重症例には併用可＞
注射剤アジスロマイシン1回0.5g　1日1回に加え，
- メトロニダゾール（フラジール®）　1回500mg　1日3〜4回　内服
- クリンダマイシン（ダラシン®）　1回150mg　1日3〜4回　内服
　　　　　　　　　（ダラシン®S）　1日300mg　1日2〜4回　静注あるいは筋注
- ミノサイクリン（ミノマイシン®）　1回100〜200mg　1日1〜2回　内服あるいは静注

- 外来通院で行うスイッチ療法（点滴から経口投与へ），外来抗菌薬静注療法（outpatient parenteral antimicrobial therapy：OPAT）も患者の QOL が高く，有用といわれている。

治療効果判定

- 適切な抗菌薬の投与により，速やかに症状の改善を認める。抗菌薬の効果判定は 3 日後に行い，炎症所見の改善がみられた場合は，5～7 日間継続する。再燃防止からは，炎症反応が改善した段階で抗菌薬投与を中止することが望ましいが，耐性菌の出現を抑制する観点からは，臨床所見が改善した段階での投与中止が望ましい。
- 膿瘍形成例で排膿が行えない症例では，解熱後に炎症が再燃する場合があるため，慎重に経過観察を行う。
- クラミジア，淋菌が起因菌と判明すれば，他項を参考に治療を行う。放線菌感染が疑われる場合は，β-ラクタマーゼ阻害薬配合ペニシリン系薬を使用する。
- 膿瘍が途中から認められる場合があるため，経腟・経腹超音波検査を繰り返し行う。

予　後

- 一般的に抗菌薬治療によく反応し，予後は良好であるが，適切な治療が行われずに慢性化すると，不妊症（生殖可能年齢で 20％），異所性妊娠（正常の 6～7 倍），慢性骨盤痛の原因となるため，早期の診断，治療開始が推奨される。

（井箟一彦・太田菜美・南佐和子）

One Point Column

嫌気性菌の耐性化

　産婦人科領域感染症では，嫌気性菌が関与する割合が高く，ラクタマーゼ産生のため，クリンダマイシンが頻用されてきたが，近年はクリンダマイシン耐性株が 30〜40％存在するといわれている。特に non-fragilis *Bacteroides* 属での耐性が進んでいる。炎症の遷延では，耐性菌の可能性を考慮し，薬剤感受性を行う必要がある。メトロニダゾールは耐性が少なく，経口薬，注射薬ともに PID に対して適応があり，有用である。

A. 感染部位別 婦人科感染症の鑑別診断

❖付属器の感染症

卵管炎・子宮付属器炎

1 概 要

- 卵管炎は，*Chlamydia trachomatis*（クラミジア），*Neisseria gonorrhoeae*（淋菌）または，腟内に存在する一般細菌が，子宮内腔を経由して発症する上行性感染と虫垂炎や消化管穿孔など腸内細菌が腹腔内に遊出して起きる下行性卵管炎に分類される。
- クラミジアや淋菌による卵管炎は，性的活動が高い10～20歳に罹患者が多い。また，これらによる卵管炎は自覚症状が軽微であるため，しばしば治療せずに放置され，感染により引き起こされた卵管障害が卵管妊娠や卵管性不妊症の原因となる。さらに，卵管周囲炎により形成される癒着は，卵管采の閉塞を招き卵管留水腫や卵管留膿腫の原因となる。
- 卵管炎の原因菌である黄色ブドウ球菌，大腸菌，淋菌は，薬剤耐性菌が増加傾向にあり，難治症例では原因菌を特定し，薬剤感受性試験の結果を考慮して抗菌薬を選択または変更する。

2 症 状

- 下腹部痛，帯下異常，発熱を自覚し，内診では子宮付属器周囲の圧

痛，子宮挙上痛を認める。原因菌や病態によって腹痛の程度，帯下の性状，血液炎症反応はさまざまである。クラミジア単独感染では，腹部症状に比べ白血球数が上昇しないことが特徴である。また，大腸菌や嫌気性菌では，悪臭を伴う膿性帯下を認める。

3 診 断

- 卵管炎は，子宮内膜炎や卵管周囲炎を同時発生することが多く，理学的所見から感染部位を特定することが困難であり，骨盤内炎症疾患（pelvic inflammatory disease：PID）と臨床診断されることが多い。
- 主な原因菌には，クラミジア，淋菌が挙げられる。また，*Mycoplasma genitalium* は，PID，卵管炎の原因菌として報告されている。一般細菌では，好気性グラム陰性桿菌として *Klebsiella pneumoniae*，*Escherichia coli*，好気性グラム陽性球菌として *Staphylococcus aureus*，*Streptococcus agalactiae*，嫌気性グラム陰性桿菌では，*Gardnerella vaginalis* が検出される。また，これらの原因菌は，重複感染することがある。
- 病原体の検出法は PID に準ずる。子宮頸管分泌物を採取し，クラミジアは核酸増幅法により検出する。また，一般細菌はグラム染色，一般細菌培養検査（抗菌薬感受性試験を含む）により原因菌は同定する。
- 淋菌は，核酸増幅法によりクラミジアと同時検出が可能であるが，薬剤感受性試験ができないため，難治例は細菌培養検査により薬剤感受性を確認する。
- *S. aureus* の薬剤耐性は古くから知られている。メチシリン耐性黄色ブドウ球菌（MRSA）は，院内感染だけでなく市中でも分離さ

れるようになった。また，大腸菌や肺炎桿菌の Plasmid に存在する遺伝子が突然変異し，ペニシリンだけでなく第 3，4 世代セフェム，カルバペネム系抗菌薬に耐性をもつ ESBL (extended-spectrum β-lactamase) 産生菌が増加しており，薬剤感受性検査を確認して抗菌薬を選択する。

- 経腟超音波検査により，卵管留水腫や卵管留膿腫の存在を確認する。また，必要に応じて MRI などの画像診断を併用し，卵巣チョコレート囊胞，卵巣出血（黄体出血），尿管結石など下腹部痛をきたす疾患との鑑別を要する。
- 現在，クラミジア抗体検査（IgG，IgA）では，既往感染であっても陽性を示すため，現行感染の診断には用いられていない。しかし，不妊症例など卵管や腹腔内に潜伏感染した微量なクラミジアを考慮し，クラミジア抗体陽性症例に治療を行うことがある。

4 症 例

■両側卵管留水腫

子宮の両側に境界明瞭で辺縁が平滑な腫瘤性病変（右卵管 68×43 mm，左卵管 53×45 mm）を認める。内部は T1 強調画像（図 6）で均一な低信号，T2 強調画像（図 7）で高信号を示す。造影後 T1 強調画像（図 8）では，腫瘤辺縁部の信号の上昇を認めるが，腫瘤内部の信号は上昇していない。

5 治 療

- 外来通院が可能な軽症例は，経験的治療として比較的広域なスペクトルの経口抗菌薬（セフェム系，キノロン系抗菌薬）を投与する。

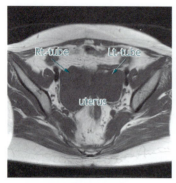

図6●症例 両側卵管留水腫 T1強調画像

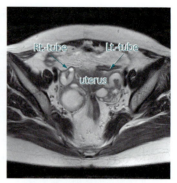

図7●症例 両側卵管留水腫 T2強調画像

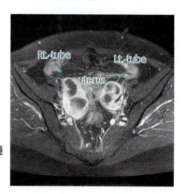

図8●症例 両側卵管留水腫 造影後T1強調画像（脂肪抑制法）

- 原因菌が同定されれば，菌の感受性や感染部位への移行性を考慮した抗菌薬へ変更し標的治療を行う。
- クラミジアが同定されればマクロライド系，キノロン系経口抗菌薬，淋菌は多剤耐性菌の増加が問題となっており，外来症例であってもセフトリアキソン注射薬が第一選択となる。
- 卵管留膿腫などを伴う重症例は入院管理としてPIDに準じた治療を行う。原因菌が一般細菌であるにもかかわらず経験的治療が無効

となった場合は，薬剤感受性試験の結果を確認し抗菌薬を変更する。
- 抗菌薬による保存的治療が奏効しなかった卵管留膿腫は，外科的治療として病巣切除とドレナージを行う。

(野口靖之)

One Point Column

クラミジア抗体検査

　クラミジア感染症の診断に関して，核酸増幅法による菌体検査の検出感度が極めて鋭敏になったため，現行感染の診断に抗体検査は用いられなくなった。しかし，クラミジア抗体検査は，クラミジア感染症の既往や後遺症を予測する卵管性不妊症のスクリーニングとして用いられており，抗体価が高値になるにつれ，卵管周囲癒着が重篤化し，子宮卵管造影や卵管通水検査で異常を認める頻度が高くなるとの報告がある。抗体検査が高値を示す不妊症患者では，卵管周囲癒着や卵管閉塞を念頭において治療にあたる。

A. 感染部位別 婦人科感染症の鑑別診断

❖骨盤・腹腔内の感染症

7 骨盤腹膜炎・肝周囲炎

1 概 要

- 骨盤腹膜炎 (pelvic inflammatory disease：PID) とは子宮頸管より上部の女性生殖器に発症する炎症で，子宮頸管炎，子宮内膜炎，子宮付属器炎，卵管卵巣膿瘍，ダグラス窩膿瘍，子宮傍結合組織炎を含む疾患である。骨盤内感染症とほぼ同意語として使用されている。
- 感染経路の大部分は腟や子宮頸管に存在する微生物の上行性感染で，子宮内膜炎→子宮付属器炎→骨盤腹膜炎，さらに肝周囲炎へと進展するのが一般的である (図9)。
- クラミジア子宮頸管炎症例の0.9%が肝周囲炎に至るとの報告がある。

2 症 状

- PIDの症状として下腹部痛, 帯下の量増加や性状異常，子宮・子宮付属器の圧痛，子宮頸部可動痛，発熱のほか，性交時痛や不正性器出血などがある。
- 肝周囲炎では右上腹部の激痛を訴えるが，軽症～中等症症例では臨床症状を示さない場合があり，確定診断が困難なことがある。

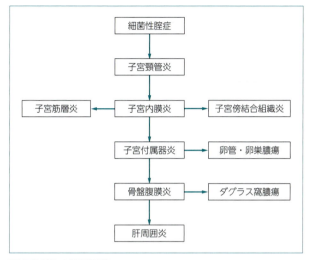

図9● PIDの進展経路
〔岩破一博編:女性性器感染症,骨盤内炎症性疾患,2012より引用改変〕

3 診 断

- PIDの診断基準として,現在,産婦人科診療ガイドライン婦人科

One Point Column

　肝周囲炎の最大の特徴は,下腹部痛とそれに伴う右季肋部痛だが,激しい上腹部痛を初発症状とすることも多いため,内科・外科などの他科を初診とすることも多い。原因はクラミジアが多く,次いで淋菌が多く,大腸菌や嫌気性菌によるものもみられる。消化器症状と診断された場合に上部消化管検査を施行しても胃腸炎程度の所見しかないことが多い。

　したがって,激痛のため救急車で病院に運ばれても適切な診断・治療が遅れることがある。

表6 ● PIDの診断(産婦人科診療 ガイドライン 婦人科外来編2017)

[必須診断基準](A)
1. 下腹痛,下腹部圧痛
2. 子宮/付属器圧痛

[付加診断基準](B)
1. 体温≧38.0℃
2. 白血球増加
3. CRPの上昇

[特異的診断基準](C)
1. 経腟超音波やMRIによる膿瘍像確認
2. ダグラス窩穿刺による膿汁の確認
3. 腹腔鏡による炎症の確認

〔産婦人科診療 ガイドライン婦人科外来編2017(CQ110)より引用〕

外来編2017(CQ110)に示されたものが標準化されている(表6)。
- 下腹部や子宮付属器の圧痛があり,38℃以上の発熱,白血球増加・CRPの上昇など炎症所見があれば診断はほぼ確定される。

■ 診断のすすめ方(図10)

- 下腹部痛を主訴として来院した患者に内診を行い,子宮やその周辺に圧痛のある患者に対して,38℃以上の発熱・白血球増加をみた場合はPIDを疑う。
- その際,経腟超音波検査は補助診断として有用であり,経腟超音波検査と各特異的検査所見(微生物検査,腫瘍マーカー検査や尿中hCG)を中心に診断を進めていく。

■ 発熱(+),白血球増加・CRP上昇などの炎症所見(+)

ⓐ経腟超音波検査

- 卵管留膿腫:付属器周辺に楕円状または蛇行したような腫瘤像(+)
- ダグラス窩膿瘍:ダグラス窩に腫瘤像(+),ダグラス窩穿刺にて

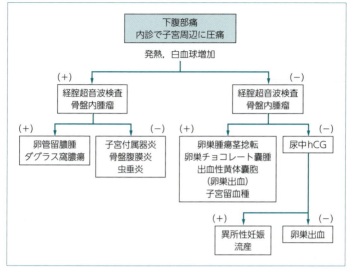

図10 ● 婦人科急性腹症の診断フローチャート

膿汁吸引。

ⓑ 各特異的検査所見（微生物検査）

- 子宮付属器炎，骨盤腹膜炎：骨盤内腫瘤（−）。
- この際，クラミジア頸管炎，淋菌性頸管炎の既往の有無は診断の助けとなる。
- 微生物検査では子宮頸管粘液を用いたクラミジア・淋菌核増幅法検査が有用である。
- 血液検査にて *Chlamydia trachomatis* 抗体価精密測定でクラミジア IgG，IgA が高値を示せば，クラミジア感染症の既往が確定されるが，治療後も陽性が持続するため，現行感染の診断や治癒判定には適さない。

■発熱 (−)，白血球増加・CRP 上昇などの炎症所見 (−)
ⓐ経腟超音波検査
- 卵巣腫瘍茎捻転：6〜7 cm 以上の囊胞状腫瘍 (＋)，多くは強い痛みを訴える。
- 子宮内膜症：普段より月経痛が強く，性交時痛や排便時痛があり，スリガラス状の陰影を持つ卵巣囊腫を認め，ダグラス窩に圧痛があれば，可能性が高い。この際，血中 CA125 値測定が補助診断として有用である。
- 出血性黄体囊胞・卵巣出血：月経周期の後半（排卵後）で，経腟超音波検査で卵巣内に腫大した囊胞（最大径 6〜7 cm）(＋)，特有の充実性網状エコー像が観察される。ダグラス窩に液状物の貯留があり，卵巣内の囊胞形成は軽度だが，卵巣周囲に凝血塊様の影が付着していれば，卵巣出血と診断。
- 卵巣出血と出血性黄体囊胞は同じ病態であり，その多くは保存的経過観察によりほぼ 1 週間程度で病状が軽快し，超音波所見は，充実網状から液状に変化していく。
- 子宮・腟留血腫：10 代で，月経歴がなく超音波検査でダルマ様の比較的大きな囊腫を認め，処女膜閉鎖があれば診断できる。処女膜を十字切開すればドロドロの月経血が排出され，腫瘤は直ちに消失する。
- 子宮留膿腫，卵管留膿腫：閉経後で子宮頸管の狭窄または閉鎖が起こり，子宮内または卵管内に液状物が貯留し，そこに感染が起こり，かつ卵管采の閉鎖があれば，発生しうる。その陰に子宮内膜癌が潜んでいる場合もあり注意が必要である。

ⓑ各特異的検査所見（尿中 hCG）
- 異所性妊娠：月経が遅れていて，尿中 hCG 陽性後 1 週間以上経っても子宮内に胎囊を認めない場合は，異所性妊娠を強く疑う。

- 卵管流産を起こせば，ダグラス窩に血液が貯留するため，腹膜刺激による疼痛と超音波検査でダグラス窩に液状物を認める。この際，ダグラス窩穿刺で容易に血液が吸引できれば，さらに診断は確定的となる。
- 流産：出血が主症状であるが，進行すれば胎嚢の排出が認められ，その後出血や下腹部痛は速やかに軽快する。

■その他（他科疾患）

- 虫垂炎：吐気に始まり，上腹部痛から臍周囲の痛みに変わり，次第に痛みが下腹部に限局，McBurney点の圧痛，圧痛点を圧迫するときより手を離したときの方が痛みが強ければ（Blumberg症状）診断する。虫垂が穿孔すれば筋性防御所見が加わり，さらに激しい痛みを訴える。
- 憩室炎：大腸の憩室に膿がたまって炎症を起こした病態。吐き気や嘔吐はないことが多いが，虫垂炎と似た右下腹部痛があるため，鑑別が難しい。
- 尿管結石：ギリギリとした激しい痛みを訴えるが，痛みの強弱に波がある。超音波検査で病側の腎盂拡張を認める。
- 大腸癌の穿孔：激烈な腹痛と腹膜刺激症状のため，緊急開腹手術となり発見される。

4 治 療

- 下腹部痛や下腹部圧痛が強い場合，注射薬による治療が望ましい。
- CDCガイドラインによるPID入院適応基準を示す（表7）。

表7 ● CDC ガイドラインによる PID の入院適応基準

1. 外科的な緊急疾患（虫垂炎など）が除外できない場合
2. 妊娠している場合
3. 経口抗菌薬が無効であった場合
4. 経口抗菌薬投与が不可能な場合
5. 悪心・嘔吐や高熱を伴う場合
6. 卵管卵巣膿瘍を伴う場合

〔CDC ガイドラインより引用〕

表8 ● 重症 PID の治療薬

1. 注射用セフェム系薬
1) セフメタゾール（CMZ：セフメタゾン®）1回 1〜2 g，1日2回，5〜7日間
2) フロモキセフ（FMOX：フルマリン®）1回 1〜2 g，1日2回，5〜7日間
3) セフピロム（CPR：ブロアクト®）1回 1〜2 g，1日2回，5〜7日間
4) セフトリアキソン（CTRX：ロセフィン®）1回 1〜2 g，1日1〜2回，5〜7日間
2. 注射用ペニシリン系薬
1) ピペラシリン（PIPC：ペントシリン®）1回 1〜2 g，1日2〜4回，5〜7日間
2) タゾバクタム・ピペラシリン（TAZ/PIPC：ゾシン®）1回 4.5 g，1日3回，5〜7日間
3. 注射用カルバペネム系薬
1) イミペネム（IPM：チエナム®）1回 0.5〜1 g，1日2回，5〜7日間
2) ドリペネム（DRPM：フィニバックス®）1回 0.25 g，1日2〜3回，5〜7日間
4. 注射用アジスロマイシン（AZM：ジスロマック®）1回 0.5 g，1日1回，3〜5日間

〔産婦人科診療ガイドライン婦人科外来編 2017（CQ111）より改変〕

■ 抗菌薬治療

- 常用量を最低3日間投与し，薬剤が有効なら，投与期間は5〜7日間程度とする．代表的な治療薬を表8に示す．

■ 治療効果判定

- 自他覚症状や臨床検査値の変化などから有効性を評価する．

（笹川寿之・藤田智子）

A. 感染部位別 婦人科感染症の鑑別診断

❖骨盤・腹腔内の感染症

 結核・放線菌感染症

結 核

1 概 要

■ 感染経路

- 結核は抗酸菌属である結核菌（*Mycobacterium tuberculosis*）によって引き起こされる疾患である。結核菌を吸入することで、飛沫（空気）感染する。
- 肺病変から主に血行性やリンパ行性により、全身に結核菌が播種され、約15％に肺外結核を続発する。

■ 性器結核

- 性器結核は肺外結核の約5％であり、稀な疾患である。性器結核に罹患した場合、卵管が90～100％と最も多く、次いで子宮内膜が50～60％、卵巣が20～30％の割合である。
- 性器結核は症状に乏しく、肺結核の既往がはっきりしない場合も多い。しかし、ときに腹腔内播種や結節を生じることがあり、卵巣癌などの悪性腫瘍との鑑別を必要とすることがある。
- 特異的な症状がないことから、産婦人科医は日頃から性器結核の存在を認識しておくことが重要である。

2 症状

■ 肺結核

- 咳，痰，発熱，血痰，食欲不振，体重減少，呼吸困難などがあるが，特異的な症状はない。咳，痰，発熱（38℃以下が多い）が2週間以上続くような場合には，肺結核を疑う。

■ 性器結核

- 症状に乏しく，あっても腹部膨満感，腹痛，体重減少，全身倦怠感，発熱などの非特異的なものがほとんどであり，卵管や子宮内感染は不妊の原因となる。
- 稀に結核性腹膜炎を引き起こし，腹水貯留や腹腔内腫瘤をきたすことがある。

3 胎児・新生児感染

- 母親が排菌している場合には，新生児の約50%が結核に罹患する。
- 先天性感染経路：①感染した胎盤から臍帯静脈を通じての感染，②感染羊水の吸引によるによる経気道感染，③感染羊水の摂取による経消化管感染があり，その発生率は1~3%である。

One Point Column

結核の罹患率は減少傾向にあるが……

平成26（2014）年度結核登録者情報調査：年間の新登録結核患者数は初めて20,000人を下回り19,615人である。罹患率も減少傾向が続き15.4であるが，欧米と比較すると依然高い値である（米国の5.5倍，ドイツの3.0倍，オーストラリアの2.9倍）。

- 新生児感染経路：①感染性飛沫（infected droplets）の吸入，②感染性飛沫の経口摂取，③感染性母乳の経口摂取，④傷のある皮膚や粘膜の汚染がある。

4 診 断

■ 所 見

- 咳，痰，血痰，呼吸困難などの呼吸器症状があれば結核を疑う。
- 患者の1/2～2/3に咳，体重減少，倦怠感，約半数に発熱や盗汗（寝汗）があり，胸痛や呼吸困難は1/3，血痰は1/4程度である。
- 結核の有病率は1週間の咳であれば1％未満であるが，2カ月以上の咳では20％を超えるとされている。

■ 検 査

- 胸部X線検査：上肺野を中心とする空洞陰影とその周辺の大小不規則な散布陰影が典型的である。必要ならば胸部CT検査を追加撮影する。
- 喀痰検査：塗抹法，培養法，核酸増幅法（PCR法など）がある。培養法は結果判明までに約4週間かかるが，核酸増幅法で3日以内と短いので汎用されている。しかし薬剤感受性検査ができないため，塗抹・培養検査を併用する。
- ツベルクリン反応：結核菌に対する細胞性免疫の有無を判定する検査法であり，陰性の場合にはほぼ感染は否定できる。しかし結核菌感染だけでなく，非結核性抗酸菌感染やBCG接種後でも陽性となることがある。
- QFT検査：クォンティフェロン（QuantiFERON）TB-2G（QFT）検査はBCGと異なる抗原であるため，BCG接種の有無の影響を

受けず，感度 80～90％，特異度 99％である．しかし，妊娠中は細胞性免疫が低下し QFT 検査の反応が弱くなることがある．
- 性器結核：子宮内膜・頸部細胞診で多核組織球や類上皮細胞の集塊が認められることがある．また腹腔鏡所見による診断率は 95％との報告もある．
- 結核性卵管卵巣膿瘍の MRI 所見：細菌性と比較して以下の点が報告されている．①肥厚した壁が厚く，T2 強調像で低信号，②壁が不整で，内面が鋸歯状・結節状，③子宮や周囲組織との癒着が強い，④膿瘍周囲やダグラス窩に隔壁をもつ被包化された液体貯留を認める．

5 治 療

■ 化学療法

- 治療の原則：感受性のある異なった系統の抗結核薬を 3～4 剤併用することである．
- 抗結核薬：結核化学療法の中核となる薬剤はリファンピシン（RFP）とイソニアジド（INH）であり，表9には原則として使用すべき優先順位に従って抗結核菌薬が配列されている．
- 最短治療：標準的な化学療法としてその病型や排菌のいかんにかかわらず，RFP＋INH＋PZA（ピラジナミド）＋EB（エタンブトール）［または SM（ストレプトマイシン）］の 4 剤併用で 2 カ月間治療後，RFP＋INH で 4 カ月間治療する．6 カ月間で治療を完了する最短治療法として世界中に広く普及している．
- 副作用などのため PZA が投与不可の場合に限り，RFP＋INH＋EB（または SM）の 3 剤併用で 2 カ月間治療後，RFP＋INH で 7 カ月間の計 9 カ月間治療する．

表9 ● 抗結核薬のグループ化と使用の原則

	特性	薬剤名	略号
First-line drugs (a)	最も強力な抗菌作用を示し，菌の撲滅に必要な薬剤。いずれも殺菌的に作用する	リファンピシン イソニアジド ピラジナミド	RFP INH PZA
First-line drugs (b)	First-line drugs (a) との併用で効果が期待される薬剤。SMは殺菌的，EBは主に静菌的に作用する	ストレプトマイシン エタンブトール	SM EB
Second-line drugs	First-line drugs (a) に比し抗菌力は劣るが，多剤併用で効果が期待される薬剤	カナマイシン エチオナミド エンビオマイシン パラアミノサリチル酸 サイクロセリン レボフロキサシン	KM TH EVM PAS CS LVFX

〔日本結核病学会教育委員会．結核症の基礎知識．Ⅲ結核の治療．2014：1より〕

- 妊娠中はSMによる胎児の第Ⅷ脳神経障害が危惧され，またPZAの胎児に対する安全性が確立されていないので，妊婦にはRFP＋INH＋EBの3剤併用で2カ月間治療後，RFP＋INHの2剤で7カ月治療を行うのが原則である。

外科療法

- 化学療法を中心とする内科的療法が基本であり，内科的療法で治療の目的を達成することが不可能な場合に外科的療法を考慮する。
- 化学療法の進歩により結核の外科療法の適応例は非常に少なくなった。

放線菌感染症

1 概 要

- 放線菌症（Actinomycosis）は，主に嫌気性グラム陽性桿菌である *Actinomyces* 属（大部分は *A. israelii*）によって引き起こされる慢性の化膿性肉芽腫性疾患である。
- 本菌は通常では病原性を示さないが，損傷した皮膚や粘膜から侵入すると炎症が成立する。感染巣の周囲に肉芽組織を形成しながら進展し，ときには膿瘍や瘻孔を形成する。しばしば膿汁内に硫黄顆粒（sulfur granule）という菌塊が認められる。

■ 発生部位

- 放線菌症の発生部位は顔面・頸部40～60％，胸部20～30％，腹部10～20％であり，腹部では回盲部発症が最も多い。稀に血行性播種により多臓器が侵され，結節性病変が多発することがある。
- 菌が産生する蛋白分解酵素のために，腹膜や筋膜を超えて浸潤性に広がることがあり，消化管，尿管，大網，腹壁などへの浸潤も強く，腸管狭窄や水腎症をきたすこともある。悪性疾患との鑑別が困難なことが多い。

■ 子宮内避妊器具

- 婦人科領域においては，その発生と子宮内避妊器具（intrauterine contraceptive device：IUD）との関連が知られている。本症の約70～90％がIUDの使用者である。
- IUD使用者の放線菌感染率は使用歴1～2年で8.4％だが，2～3年では19％という報告もあり，IUD装着後2～3年で放線菌の検

出頻度は増加すると考えられる。特に長期留置例に発症することが多い。

2 症 状

- 女性性器放線菌症の症状として、下腹部痛、下腹部腫瘤感、発熱、不正性器出血、帯下異常、体重減少、子宮や付属器圧痛などの非特異的症状が多い。
- いわゆる骨盤内炎症性疾患（pelvic inflammatory disease：PID）と同様の症状を呈する。

3 診 断

■所 見

- IUD使用者で下腹部痛、下腹部圧痛、子宮や付属器圧痛、発熱などのPID症状がある場合には、放線菌感染を疑う。
- IUD使用者で骨盤内腫瘤を認める場合は、鑑別診断として放線菌症を念頭におく。

■検 査

- 白血球増多、CRPの上昇、血沈の亢進などの炎症所見の上昇がある。
- 一般的に腫瘍マーカーは陰性ないしは軽度上昇にとどまることが多い。
- 確定診断には培養法が最良の方法であるが、放線菌の培養同定は極めて困難である。
- IUD使用者の放線菌症における子宮腟部細胞診（図11）での放線菌検出率は約70〜90％と高率であり、また子宮内膜細胞診からの

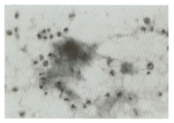
図11 ● 子宮腟部スメア内の放線菌
好中球を主体とする炎症細胞内に認められた菌塊

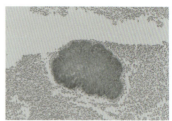
図12 ● 摘出標本内の放線菌
多数の好中球や組織球の中に放射状に配列する菌塊

検出報告もある。

CT，MRI

- CT：浸潤性に広がり増強された不整な腫瘤を呈する。
- MRI：慢性炎症に対する修復機転としての強い線維化を反映して，T2強調像で低信号を呈しやすく，主に肉芽からなる充実部は強く増強されることが多い。

病理組織検査

- 生検や卵巣腫瘍として摘出された検体の病理組織検査で，放射状に配列する菌塊を認めれば放線菌症は確実である（図12）。

One Point Column

子宮腟部などの細胞診依頼時の注意

IUD使用者の子宮腟部細胞診や内膜細胞診を依頼する際には，婦人科医がその旨を細胞診スクリーナーおよび診断医に伝え，放線菌の十分な検索をしていただくことが重要である。

4 治 療

- 放線菌症の治療には,薬物療法(抗菌薬による化学療法)と外科的治療がある.
- 放線菌に有効な薬剤には,ペニシリン系,テトラサイクリン系,マクロライド系,リンコマイシン系などの薬剤があるが,一般的にはペニシリン系薬の長期大量投与が行われる.
- 女性性器放線菌症が考えられるならば,まずペニシリン療法を行い,治療に抵抗を示す場合には,外科的治療を併用するべきである.
- 静注用ペニシリン系薬の投与により,白血球数やCRPなどの炎症マーカーが正常化した後,経口ペニシリン系薬に変更も可能である.
- 静注用ペニシリン系薬として,保険適用上ピペラシリン1回2g1日3~4回,またはβ-ラクタマーゼ阻害薬配合のタゾバクタム/ピペラシリン1回4.5g1日3回を投与する.
- 薬物療法では治療効果が不十分と判断され,外科的治療を必要とした症例が散見されるが,抗菌薬の投与量不足であった可能性がある.
- 投与期間は,以前より教科書的には6~12カ月以上が必要と記載されてきた.しかし最近では3カ月間の投与が一般的であるとの報告があるが,1カ月未満の投与でも再発はないとの報告もあり,一定の見解はまだ得られていない.

(藤原道久)

One Point Column

女性性器放線菌症の第一選択

女性性器放線菌症が考えられるならば,まずペニシリン療法を5~7日間行い,治療に抵抗を示す場合には,外科的治療を併用するべきである.

A. 感染部位別 婦人科感染症の鑑別診断

❖その他

9 感染性乳腺炎

1 概要

- 産褥期に発生する乳腺炎において，初期の段階ではうっ滞性乳腺炎と化膿性乳腺炎の鑑別が困難なことがあるため，両者を念頭におき治療にあたる必要がある．分娩後の半年間には少なからずの授乳婦が程度の差こそあれ乳腺炎を発症する．

■化膿性乳腺炎

- 急性化膿性乳腺炎は乳管上皮の退廃物の蓄積によって乳管が閉塞しやすい産褥2週間後に発症することが多い．
- 間質性乳腺炎：乳頭表面の微細な傷口から細菌が侵入，リンパ行性または血行性に乳腺間質に感染し，炎症が広がる乳腺炎．抗菌薬投与で比較的速やかに解熱する．
- 実質性乳腺炎：乳管口から上向性に細菌が侵入し乳管上皮や乳腺実質に感染を起こす乳腺炎．症状が重く長期化することが多い．
- 起因菌：主にブドウ球菌，連鎖球菌，大腸菌などである．ときにメチシリン耐性ブドウ球菌（methicillin-resistant *Staphylococcus aureus*：MRSA）のこともあるので注意が必要である．
- 部位としては乳房上半分，特に上外側が多く片側性である．初期で

は炎症は限局するが，治療効果が十分でなく感染が進行すると膿瘍を形成する。

2 症 状

- 乳房の疼痛，硬結，腫脹，発赤，熱感，悪寒戦慄，倦怠感。
- 発熱（ときに40℃に及ぶことがある）。

3 診 断

- 局所的には乳腺内の疼痛を伴った硬結，腫脹，発赤，熱感などの炎症症状が認められる。
- 乳房超音波で膿瘍を確認する。
- 数日の経過で次第に限局して膿瘍を形成するようになると波動を触れ，皮膚は光沢を帯びて赤褐色を呈する（膿瘍形成性乳腺炎）。
- 血液検査では白血球増多，CRP高値，血沈亢進がみられる。
- 乳汁や膿の細菌培養検査を行う。
- 鑑別：炎症性乳癌との鑑別を念頭におく。炎症性乳癌は白血球増多などの全身炎症所見に乏しい。産褥期に突然発症することは稀である。乳房超音波，マンモグラフィ，CT，MRIなどが有用である。

■ その他の鑑別

ⓐ 炎症性乳癌

- 通常の乳癌が腫瘤感や硬い異物感を訴えるのに対し，炎症性乳癌の場合は皮膚の発赤や硬化，痛みなどの症状が出現する。皮膚発赤部の熱感を訴えることもある。
- そのため炎症性乳癌の症状は乳腺炎の症状と非常によく似ているた

め，乳腺炎あるいは乳輪下膿瘍と間違って診断されることがある。
- 抗菌薬で効果がない場合には本疾患を念頭におき，細胞診や組織などによる精査が必要となる。
- 発生頻度は少ないものの，進行が早く予後はよくない。

ⓑ うっ滞性乳腺炎（乳汁うっ滞）

- 乳管内に乳汁がうっ滞した状態であり，真の炎症ではない。分娩後1週間以内に発生することが多い。
- 閉鎖乳管に一致した乳腺の腫脹，疼痛（ときに発赤だが稀），局所的な熱感などを訴える。ときに腋窩腺が腫脹し，それが頭痛を誘発することがある。その他，軽度の白血球増加などをみることもある。乳汁のうっ滞性を除去することによりこれらの症状は消失する。
- メカニズムは主として，【生理的な乳房緊満→乳房への血流の増加とうっ血→産生された乳汁のうっ滞→乳腺内圧の上昇と血流増加とリンパ液のうっ滞→浮腫】であり，これらの状態で乳管が開通しないと炎症性変化を伴うようになる。
- 乳管が閉塞して乳汁がうっ滞するうっ滞性乳腺炎のリスク因子には，不適切な授乳体位，授乳後の乳頭の変形，濃厚な乳汁による乳栓形成などがある。

診 断

- 主な自覚症状は，自発痛と圧痛を伴う乳房の腫脹と乳汁うっ滞部の硬結である。
- 産褥数日（1週間以内）に発症する。
- 大部分は片側性に発症する。
- 発熱や発赤はまずない。

対 応

- 頻回に直接授乳を行い，さらに授乳の後に搾乳を実施し用手的に，または搾乳器で十分に乳汁を排出させる。

- 乳房マッサージを行う。
- 適度な冷却（冷湿布）は初期の炎症拡大を抑制し，乳汁分泌も抑制する効果が見込める。授乳直前には硬結部（うっ滞部）を暖めて（温湿布），射乳を促す。
- 疼痛が激しいときには消炎酵素薬や鎮痛薬を処方する。

ⓒ乳汁漏出症

- 産褥期の乳汁分泌が必要期間を超え長期間持続する場合を産褥乳汁漏出症という。無月経を伴うことが多い。
- その他，乳汁分泌抑制が必要な場合（妊娠中期の人工妊娠中絶，死産，新生児死亡，授乳禁忌の薬剤の服用），保険病名として乳汁漏出症を使うことがある。

対 応

- 乳房マッサージや搾乳などの乳房への刺激を中止する。
- 乳房局所の冷罨。
- ドパミン作動薬の処方。

ⓓ乳頭亀裂

授乳のために乳頭の皮膚が薄くなり，小さい亀裂が生じて，ひび割れが生じたり赤くなったりした状態。ひどくなると強く痛み，出血する。

対 応

- 1回の授乳時間を左右それぞれ5～10分で切り上げるようにし，乳頭は先端部だけでなく，児の口の奥までしっかりとくわえさせるようにする。
- 亀裂が生じて痛みが強いときには，患部を少し休ませる。
- 乳頭保護器を使って授乳したり，直接授乳を休んで手で搾乳する。
- 乳頭の保湿に留意し，必要に応じて軟膏やクリームを使用。
- 亀裂部から細菌感染を発生すると乳腺炎の原因となることもあるため，清潔に心がける。

治 療

- 早期であれば抗菌薬（まず広域スペクトル）。抗菌薬，鎮痛薬はできるだけ早期から投与し，炎症の拡大を防ぐ。

> **処 方**
> 抗菌薬：セフェム系抗菌薬（細菌培養検査で感受性あり）
> 解熱鎮痛薬：アセトアミノフェン，ロキソプロフェンなど

- 局所冷却。
- まず，原則として授乳の継続と排乳の励行。
- 膿瘍を形成した場合には穿刺排膿，切開排膿，必要に応じてペンローズドレーンなどを留置。
- 乳房マッサージは避け，乳頭を軽く圧して膿を排出する。

母親への説明

- 産褥期の乳房トラブルに対しては，一般的に精神的にダメージを受けている場合が多いことを念頭におく。分娩終了後であり，心身ともに疲労しているので，全身状態を回復させることが最も大切。本人だけでなく家族の理解が必要である。
- 乳腺炎では，うっ滞性の場合も化膿性の場合にも病態をしっかり説明する。
- それぞれの病態の程度に応じて薬剤ないし外科的治療が必要な場合がある。治療によってはその間に授乳が困難なこともあるが，結果として早期回復につながることを理解してもらう。

（大槻克文・磯﨑　遥）

感染性乳腺炎

One Point Column

乳癌と良性疾患との鑑別診断

出産して1年くらいした段階の授乳婦が腋窩と乳房の痛みを訴えて来院した場合，乳癌との鑑別よりも乳腺の良性疾患も鑑別に挙げる必要がある。乳腺症，線維腺腫，腋窩リンパ節炎などが挙げられる。また，本稿にもあるように炎症性乳癌も念頭におく必要がある。

乳癌の場合，疼痛よりも腫瘤感を主訴とすることが多く，もちろん疼痛を伴う乳癌がないわけでもない。「乳腺炎」として対応した場合は，患者の症状に真摯に向き合い見逃しがないようにする。

A. 感染部位別 婦人科感染症の鑑別診断

❖その他

10 尿路感染症
膀胱炎,腎盂腎炎,無症候性細菌尿

■ 尿路感染症の頻度

- 尿路感染症は尿路である腎臓(腎盂),尿管,膀胱,尿道のいずれかにおいて感染,発症することで成立する。尿路感染症は女性では男性の約50倍多くみられ,これは女性の尿道が男性の尿道より短いことに起因する。

■ 尿路感染症の分類

- 一般に尿路感染症は症状の違いなどから,その感染部位によって上部尿路感染症と下部尿路感染症に分類される。上部尿路感染症は腎臓から尿管にかけての感染症を差し,急性腎盂腎炎,急性巣状細菌性腎炎などが挙げられる。下部尿路感染症は膀胱から尿道までの感染症を差し,主に尿道炎,膀胱炎,男性では前立腺炎がある。
- 尿路感染症は尿路基礎疾患の有無により単純性と複雑性に分類される。単純性尿路感染は20～40歳代の性的活動期の女性に多く,その中でも①20～30歳代,②性交頻度,③新しいパートナーの出現,④避妊用ゼリーの使用がリスク因子として挙げられる。
- 複雑性尿路感染症は小児における膀胱尿管逆流がその原因として代表的であるが,他にも尿路結石や尿道留置カテーテルの留置による尿路通過障害や,糖尿病,免疫抑制薬などの易感染性による2次

的な感染症を含み，複雑性尿路感染は小児期，閉経後の女性に多いとされる。

■ 尿路感染症の起因菌

- 感染経路は尿道から膀胱などへ逆流して入る上行性感染が血行性感染よりも圧倒的に多い。そのため，尿路感染症はそのほぼすべてが細菌によるものであるが，ウイルス，真菌または寄生虫が原因となる場合もある。尿路感染症の85％以上は，腸または腟から移動してきた細菌によって引き起こされる。

- 治療においても従来はグラム陰性桿菌を中心として抗菌薬の選択を行っていれば大きな問題はなかったが，近年ではキノロン系耐性大腸菌，基質拡張型 β-ラクタマーゼ（extended-spectrum β-lactamase：ESBL）産生菌，多剤耐性緑膿菌などの多くの耐性菌が市中感染として日常的に出現していることも念頭においておかなければならない。単純性尿路感染症の起因菌は下部，上部とも *Escherichia coli* が最も多い。

- 本項では，下部尿路感染症の中で代表的な疾患である膀胱炎と，上部尿路感染症の中で代表的な疾患である腎盂腎炎および妊娠中の管理が問題となる無症候性細菌尿について以下に解説する。

膀胱炎

1 概　要

■ 急性単純性膀胱炎

- 女性の尿路感染症において，膀胱炎と呼んでいる病態は急性単純性膀胱炎のことである。急性単純性膀胱炎の感染経路は前に述べたよ

うに上行性感染が血行性感染よりも圧倒的に多い。そのため，原因のほぼすべては細菌によるものであるが，ウイルス，真菌または寄生虫が原因となる場合もある。クラミジア頸管炎に尿道炎を合併した場合や，腟トリコモナス症，膀胱結核が膀胱刺激症状をきたす場合もある。

■ 鑑別診断
- 膀胱刺激症状を呈する他の疾患も念頭におく必要がある。萎縮性腟炎，骨盤性器脱，過活動性膀胱，間質性膀胱炎，尿道カルンクラ，膀胱腫瘍なども膀胱刺激症状を呈することがある。

2 症 状

- 膀胱炎は頻尿や排尿痛が主訴となる場合が多いが，その他にも残尿感，膀胱部不快感，血尿を伴うこともある。
- 通常，発熱などの全身症状は伴わず，膀胱炎が重症化することはないが，上行性に上部尿路感染症を引き起こす可能性や，妊婦においては流早産を引き起こす可能性もあることから，治療を要する。また，閉経後の女性における膀胱炎は若年女性に比し治癒率が低く，再発率が高い。

3 検 査

- 診断する上で尿検査は必須であり，細菌尿と膿尿を確認する。尿培養検査は急性単純性膀胱炎の治療前において必須とは考えられていない。しかし，再発を繰り返す場合や難治性の場合には，抗菌薬を最低3日間は休薬した後に尿培養検査を施行する。

- 慢性複雑性膀胱炎においては原因菌の証明と薬剤感受性を調べるために抗菌薬投与前に尿培養検査を実施する：採尿はコンタミネーションを防ぐために尿道口および周囲の消毒，乾燥させた後に陰唇を開いて，中間尿を採取することが推奨されている。
- 膀胱炎の分離菌は，閉経前の女性でグラム陰性桿菌が80〜85％，なかでも *E. coli* が約70％を占め，その他に *Proteus mirabilis* や *Klebsiella* 属が含まれる。グラム陽性球菌は15〜20％に検出され，なかでも *Staphylococcus* 属が最も多く，その他 *Streptococcus* 属，*Enterococcus* 属などが分離される。
- 閉経後の女性においてはグラム陽性球菌の分離頻度が9％と若年女性よりも低い。

4 治療

- *E. coli* においては，たいていの抗菌薬において10％前後の薬剤耐性菌が存在する。特に閉経後の女性では *E. coli* のうちキノロン系耐性株が18％と高い頻度で検出される。中でもESBL産生株は *E. coli* の5％に認め，ペニシリン系，セフェム系抗菌薬に耐性で，さらにそのうちの70％はキノロン系耐性株であり，ファロペネム系，ホスホマイシン系，またはアミノグリコシド系抗菌薬に高い感受性がある。

5 妊婦における膀胱炎

- 妊婦の場合，急性膀胱炎は1.5％程度に認め，2nd trimesterに多いとされ，腎盂腎炎と異なり，無症候性細菌尿との関係は明らかではない。上行性感染の危険性もあるため，必ず治療する。

- 妊婦の場合の臨床症状，身体所見，検査所見などについては急性単純性膀胱炎と同じである。膀胱刺激症状があるにもかかわらず尿培養で細菌が検出されない場合はクラミジア尿道炎の可能性がある。

腎盂腎炎

1 概　要

- 腎盂腎炎は，米国では年間25万人の患者が発生しており，死亡率は10～20％といわれる。尿路の逆行性感染により惹起される有熱性尿路感染症であり，集合管から腎実質への組織破壊が波及することで血流感染を合併しやすい特徴を持つ。
- 腎結核や腎膿瘍は体内の他部位から血行性感染によって成立するため，腎盂腎炎とは区別される。
- 分類：基礎疾患のない単純性腎盂腎炎と基礎疾患（尿路結石や尿道留置カテーテルの留置による尿路通過障害や，糖尿病，免疫抑制剤などの易感染性による2次的な感染症を含む）を伴う複雑性腎盂腎炎に分類され，急性単純性腎盂腎炎は性的活動期の女性に好発する。

2 症状，所見

- 発熱，全身倦怠感などの全身症状と，患者の肋脊椎角部の圧痛，叩打痛（CVA tenderness）などの局所症状を伴う。

■ 検　査

- 尿検査では膿尿や細菌尿が認められる。尿培養検査は起因菌の検索と，薬物感受性試験のために必須である。起因菌は急性単純性膀胱炎の場合と同じで，*E. coli* が80％を占める。複雑性腎盂腎炎の場

合，起因菌は多岐にわたり，薬剤耐性株の頻度も多い。
- 採血検査：白血球増多，核の左方移動，CRP，PCTの上昇，血沈亢進を伴う。患者の15％に菌血症が認められることから，敗血症病態下では血液培養2セットを積極的に採取すべきである。
- 画像診断：気腫性腎盂腎炎や膿腎症，腎膿瘍など特殊な病態が疑われる場合は，腹部CT検査や超音波検査などの画像診断を行う。

3 治 療

- 入院治療：診察時に重症度を判定し，主治医が外来治療可能と判断した症例を「軽症，中等症」，入院加療が必要な場合を「重症」とする。しかし急性単純性腎盂腎炎は菌血症や内毒素血症を引き起こすことが珍しくなく，エンドトキシンショックなどの続発症に陥らないか注意深く経過観察する必要があり，基本的には入院して監視することが望ましい。
- 外来治療：外来治療で治療が期待できる場合として，①ショックバイタルでない，②全身性炎症反応症候群（systemic inflammatory response syndrome：SIRS）の診断基準を満たしていない，③嘔気や嘔吐がない，④脱水の徴候が認められない，⑤免疫機能を低下させる疾患（がん，糖尿病，AIDSなど）が存在しない，⑥重篤な感染症の兆候（低血圧や意識障害など）がみられない，などが挙げられる。

4 妊婦における腎盂腎炎

- 腎盂腎炎は欧米では1〜2.5％に認められるとされ，妊婦は急性腎盂腎炎になりやすい。その原因として，尿路の停滞（妊娠による右

卵巣静脈の怒張と，増大した子宮の右傾により特に右側の尿管が圧迫されやすいこと，プロゲステロンによる尿路の平滑筋の弛緩作用，妊娠子宮の膀胱圧迫による膀胱尿管逆流減少など）や尿性状の変化（pHの上昇，尿糖の出現，エストロゲンの分泌）が挙げられる。

- 妊娠6～10週にかけて腎盂，尿管の拡張が始まり，妊娠22～24週で著明になる。片側性で右側が過半数であり，両側性は1/4である。
- 妊婦の場合の臨床症状，身体所見，検査所見などについては急性単純性腎盂腎炎と同じである（p.126参照）。しかし妊娠の継続に伴い，尿路は変化し再感染の可能性があるため，治療終了後は尿が無菌状態であることを確認しないと再感染が30～40％に認められる。
- 治療後から分娩まで就寝前にニトロフラントインを内服し続けることで細菌尿が反復する頻度は8％にまで減少する。妊婦においては無症候性細菌尿（p.129参照）を治療することで，有熱性尿路感染症を20～40％予防できるとされることからも，妊娠中の無症候性細菌尿に限っては積極的な治療が推奨されている。
- 陣痛や絨毛膜羊膜炎，虫垂炎，胎盤早期剥離，筋腫の変性，産褥期の骨盤内感染との鑑別を要することがある。急性腎盂腎炎では糸球体濾過率がかなり低下するが，これは可逆的である。内毒素による溶血もしばしば認め，1/3の患者は急性の貧血となる。
- 一般に治療開始後72時間以内に95％は解熱するが，臨床症状が改善しない場合は尿路の閉塞を考慮する必要がある。超音波検査は尿管結石や尿路の膿瘍や炎症を描出するが，病巣の特定には有用ではない。
- 腎結石の90％はX線透過性であり，X線または造影X線検査は，胎児の被曝のリスクを考慮しても，はるかに有益性が上回る。その他に磁気共鳴尿路撮影（MRU）も行うことがある。

無症候性細菌尿

1 概 要

- 無症候性細菌尿とは，細菌尿を認めるが，発熱や膀胱刺激症状などの尿路感染症を示唆する症状がない場合をいう。
- 無症候性細菌尿は妊婦と泌尿器科的な処置前を除いて，一般には抗菌薬による治療の対象としてはいけない：閉経前の非妊娠女性，糖尿病患者，高齢者，脊髄損傷患者，尿道留置カテーテル患者の無症候性細菌尿に対して抗菌薬を投与しても尿路感染症の発症は予防できない。
- 女性における頻度は，一般健常者では5％で年齢とともに増加し，思春期では1％であるが80歳以上では20％の患者に認められるという報告がある。無症候性細菌尿のリスク因子としては神経疾患，糖尿病，尿道留置カテーテル留置などが挙げられる。

2 検 査

- 女性の場合は「2回連続して採取した中間尿で10^5 cfu/mL以上の同種の菌が認められた場合，もしくは1回のカテーテル尿で10^2 cfu/mL以上の菌」を認めることで定義される。原因菌は膀胱炎と同様で *E. coli* が最も多く，その他には腸内細菌（*Proteus*属や*Klebsiella*属など）が検出される。

■ 妊婦における無症候性細菌尿

- リスク因子：妊娠そのものは無症候性細菌尿のリスク因子とは考えられておらず，妊婦の場合のリスク因子としては年齢，経産回数，

low socioeconomic status，尿路感染の既往，尿路系の解剖学的，機能的異常，鎌状赤血球症などが挙げられている。

- 妊婦は無症候性細菌尿から腎盂腎炎を発症するリスクが非妊娠女性の20～30倍高くなり，治療をしないとそのうち20～40％で腎盂腎炎を発症するが，治療を行うことで腎盂腎炎の発症を90％減らすことができるとされる。しかし一方で，無症候性細菌尿に対する治療が腎盂腎炎の割合を減少させる効果について限定的であるという報告もあり，いまだに議論の続いているところである (Vazquez JC, et al. Cochrane Database Syst Rev 19：2011)。

- スクリーニング検査の有用性：妊娠中に無症候性細菌尿のスクリーニング検査を行うことで，尿路感染症の周産期合併症の発生リスクを有意に減らすことができるとされることから，JAID/JSC感染症ガイドラインでは妊娠早期に最低1回のスクリーニング検査を受けて陽性の場合は治療を受けるべきとされている。

- また，The U.S. Preventive Services Task Force (USPSTF) (2010) や米国小児科学会と米国産科婦人科学会 (2012) は妊婦健診の初診時，細菌尿によるスクリーニングを推奨している。

- しかし，無症候性細菌尿の有病率が2％程度の集団における尿検査は経済効率の面から有益ではないと指摘する報告もあり，好中球エラスターゼ亜硝酸塩の試験紙で検出するより安価な検出方法を考慮する必要がある (Rouse DJ, et al. Obstet Gynecol 86：119-123, 1995)。

- 妊娠中の無症候性細菌尿が早産や低出生体重児のリスクを上げるかについては現在も議論され続けている。その他の妊娠予後に対して，無症候性細菌尿は影響を及ぼすとしてもわずかであると考えられている。

- 治療：胎児への影響を考慮し，β-ラクタム系の抗菌薬を3～7日投与する。細菌尿が持続または頻繁に繰り返す場合，分娩までニトロ

フラントイン (nitrofurantoin) 100 mg を就寝前に服用し，再発を予防する。

（下屋浩一郎・石田　剛）

コラム・話題

✢オウム病

　オウム病は，オウム病クラミジア（*Chlamydophila psittaci*）による人獣共通感染症である。オウム病クラミジアを保有しているインコやハトなどの鳥類の排泄物（糞）からヒトに経気道的に感染する。

　臨床症状は，1〜2週間の潜伏期間の後，突然の高熱で発病する。初期症状は高熱，頭痛，全身倦怠感，筋肉痛，関節痛，咳などインフルエンザ様症状を呈する。そして，非定型肺炎の病像となることがある。

　オウム病は感染症法で4類感染症に指定されており，医師がオウム病と診断（検案）した場合，最寄りの保健所を経由して都道府県知事に直ちに届け出る必要がある。わが国ではこの感染症法に基づき，2006〜2017年までに129人のオウム病確定患者が報告されている。小児や若年層では少なく，50〜60歳代が好発年齢層であるが，1例，妊娠女性の死亡例がある。

■ 感染源

　感染源が判明したわが国のオウム病患者の大多数で，鳥類との接触歴を有していた。鳥類ではインコが最も多く，次いでハトであった。上述の妊娠女性の死亡例は，動物接触歴は不明であった。数は少ないものの，鳥の糞や巣の除去などとの直接接触のない患者も存在した。

■ 診　断

　初期症状が感冒様症状であるため，オウム病と気づかずにインフル

エンザやウイルス性上気道炎と臨床診断されることが多い。そのため，発病1～2週間前に鳥類との接触があったかどうかの問診が重要となる。

鳥類との接触歴があり，オウム病を疑う場合は，血清抗体検査（単一血清でIgMの検出，IgGが256倍以上，またはペア血清によるIgGの陽転化や抗体価の有意な上昇），咽頭ぬぐい液や血液を用いた病原体遺伝子検査や病原体の分離・同定検査を行い，確定診断を行う。

血清抗体検査は（株）エスアールエルで実施できる〔クラミドフィラ（クラミジア）シッタシーIgG（補体結合反応法），保険適用あり。クラミドフィラ（クラミジア）シッタシーIgG，IgM（蛍光抗体法），保険適用なし〕。病原体遺伝子検査は，保健所を経由して地方衛生研究所に相談や依頼ができる。

■ 治 療

オウム病の治療には抗菌薬を10～14日間使用する。再悪化を防ぐために，解熱しても抗菌薬の投与を継続する。明らかに鳥類との接触歴がありオウム病を疑う場合は，検査の結果が出ていなくても治療を開始する。

一般に，第1選択薬はテトラサイクリン系抗菌薬で，次いでニューキノロン系やマクロライド系抗菌薬が選択される。ただし，子どもの歯牙着色や胎児の催奇形性の副作用を考慮し，9歳未満の子どもや妊婦に対してはマクロライド系抗菌薬を選択する。症状が重症化した場合は入院加療が行われる。

■ 妊婦とオウム病

わが国以外にも，英国，米国，フランスで妊婦のオウム病発症があ

り，さらに死亡例や重症化例も報告されている。現時点では，妊娠女性がオウム病に罹患すると重症化しやすいのか，あるいは死亡リスクが高まるのか明らかではない。しかし，オウム病に罹患した妊婦が死亡することがあることから，妊娠中は鳥類への接触を避けることが望ましいであろう。

　また，妊婦でオウム病が疑われる場合は，検査用の検体を採取後，速やかに抗菌薬治療を行うことが肝要である。

(森岡一朗)

chapter 2

各論 B

疾患別 性感染症診療の実際

B. 疾患別 性感染症診療の実際

❖細菌感染症

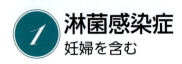

1 淋菌感染症
妊婦を含む

1 概要・疫学

- *Neisseria gonorrhoeae*（淋菌）はグラム陰性双球菌に分類され，男性では尿道炎，女性では子宮頸管炎を引き起こす。主な感染経路は性交渉であり，子宮頸管炎だけでなく，尿道炎，バルトリン腺炎を併発することがある。また，腟性交以外にオーラルセックスが性器から咽頭への感染経路になり，咽頭炎を引き起こす。
- 淋菌性子宮頸管炎を治療せずに放置すると，淋菌が子宮から卵管を経て腹腔内へ波及し，卵管炎，骨盤内炎症性疾患や肝周囲炎，Fitz-Hugh-Curtis症候群を引き起こす。さらに，卵管炎や卵管周囲炎が持続すると，卵管機能障害や卵管周囲癒着により卵管性不妊や卵管妊娠の原因になる。
- 妊婦が感染すると産道感染により新生児結膜炎を発症するため，母子感染の原因菌として重要である。成人，新生児ともに淋菌性結膜炎は，治療が遅れると角膜穿孔に至り失明する可能性がある。

2 症　状

- 子宮頸管炎：激烈な排尿痛を伴う男性淋菌性尿道炎に比べ，子宮頸

管炎は自覚症状が乏しく罹患者の50％以上が無症状である。主な初発症状は，帯下の増量や不正出血であるが，骨盤内炎症性疾患や肝周囲炎を伴うと下腹部痛や右上腹部痛を自覚する。その程度は，激烈なものから軽微なものまで多彩である。

- 粘液膿性子宮頸管炎：腟鏡診では，粘液膿性の滲出液と易出血性の頸管粘膜を呈する粘液膿性子宮頸管炎の所見を認め，クラミジア子宮頸管炎や腟トリコモナス症との鑑別を要する。
- 咽頭感染：淋菌の咽頭感染は，クラミジアと同様，局所に炎症所見を伴わないことが多く，自覚症状から判断することは難しい。
- 直腸感染：淋菌による直腸感染の報告も存在するが，通常無症状のことが多い。淋菌による咽頭感染，直腸感染は，子宮頸管炎と同様にクラミジアと重複感染することがある。

3 診 断

- 子宮頸管の分泌物を綿棒で採取して淋菌を検出する。検出法は，分離培養法と核酸増幅法がある。グラム染色による鏡検は，男性尿道炎と異なり子宮頸管に常在性のグラム陰性双球菌が存在するため正診率が低い。
- 分離培養：Modified Thayer-Martin培地やNew York City培地を用いて37℃で5〜10％の炭酸ガス環境下で行う。淋菌は温度変化に弱く患者の粘膜から離れると数時間で感染性を失うため，採取後は速やかに培地へ接種する。耐性菌が増加しているため，薬剤感受性検査を併用する。
- 核酸増幅法（表1）：薬剤感受性を確認できないが，分離培養法に比べて感受性に優れる。

表1 ● 主な淋菌検出方法（核酸増幅法）

	商品名	クラミジア・淋菌同時検出	検出法
核酸増幅法	Cobas 4800 システム CT/NG	○	Realtime PCR 法
	BD Probe Tec ET /CT	○	SDA 法
	APTIMA Combo 2	○	TMA 法

子宮頸管擦過検体はすべてスワブ検体
咽頭検体はスワブ検体（SDA 法，TMA 法），うがい液（Realtime PCR 法）

■ クラミジアと淋菌の同時検査

- ポリメラーゼ連鎖反応（polymerase chain reaction：PCR）法，SDA（strand displacement amplification）法，TMA（transcription mediated amplification）法は，1本のスワブでクラミジアと淋菌の検出が可能であり，これらの同時検査は，保険適用に定められている。咽頭感染の診断は，スワブまたはうがい液により咽頭検体を採取し，分離培養法または核酸増幅法で行う。
- 淋菌感染症にクラミジア感染が重複感染することがあるため，特に有症状例は，クラミジアと淋菌の同時検査をすることが望ましい。
- 激烈な痛みを伴う骨盤内炎症性疾患や Fitz-Hugh-Curtis 症候群は，尿路結石，急性胆嚢炎や虫垂炎との鑑別を要する。
- クラミジアと異なり全妊婦に対するスクリーニングが行われていないため，クラミジア子宮頸管炎を疑う，または診断された症例では淋菌同時検査を行うことが望ましい。またパートナーが無症状であっても，淋菌性尿道炎の検査，治療を勧める。

4 治 療

■ 第一選択薬

- 注射薬であるセフトリアキソン（CTRX），スペクチノマイシンが

表2 ● 淋菌感染症の治療薬

	一般名	商品名	含有量	使用方法
注射薬	セフトリアキソン	ロセフィン	1.0 g/バイアル	1.0 g 静注 単回投与
	スペクチノマイシン	トロビシン	2.0 g/バイアル	2.0 g 筋注（殿部）単回投与

第一選択薬となる。

- CTRXは，耐性菌の報告がほとんどなく，性器および咽頭淋菌感染症の治療では第一選択となる（表2）。
- アジスロマイシン（AZM，点滴静注用，2gドライシロップ）は淋菌感染症に適応症を有するが，既に国内において耐性菌が報告されており，アレルギーなどでセフェム系抗菌薬が使用できない症例において選択肢となる。

■ 薬剤耐性

- 多剤耐性淋菌の増加により，淋菌感染症を経口抗菌薬のみで確実に治療することが困難になった。特にニューキノロン系抗菌薬は，80％の淋菌に耐性を認める。
- 重症骨盤内炎症性疾患，肝周囲炎は入院管理とし，CTRXを期間延長して投与する（1～7日間）。

■ 薬剤感受性試験（治癒判定）

- 治癒判定は，第一選択薬であるCTRXに対する低感受性株が増加しており，核酸増幅法により治癒確認を行う。さらに，治療不応例は，培養検査により薬剤感受性試験を行う。
- 妊婦の淋菌性子宮頸管炎は産道感染を引き起こすため，妊娠後期までにCTRXにより治療し，治癒判定を行う。約80％の淋菌がキノロン系抗菌薬に耐性を獲得しており，キノロン系抗菌薬による出生直後の点眼は，新生児淋菌性結膜炎の予防に無効と考えるべきである。

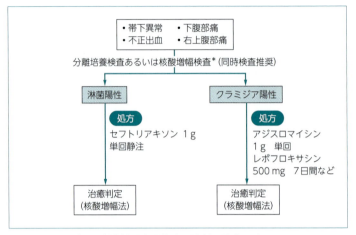

図1 ● クラミジア・淋菌性子宮頸管炎の診断・治療の流れ
＊採取後の適切な検体管理が不可であれば核酸増幅検査を推奨

5 クラミジアと淋菌の重複感染

- クラミジア感染症と淋菌感染症は，卵管妊娠や不妊症を引き起こすだけでなく臨床症状が類似しており，クラミジア感染症を疑う症例では淋菌を同時検査する。
- クラミジアと淋菌の重複感染は，クラミジアに対する経口キノロン系抗菌薬（妊婦禁忌）またはAZMに加えて淋菌に対するCTRXを併用し，個別に治療と治癒判定を実施する（図1）。

(野口靖之)

B. 疾患別 性感染症診療の実際

❖細菌感染症

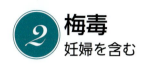

2 梅毒
妊婦を含む

1 概要

ⓐ 疫学

- 梅毒は *Treponema pallidum* による慢性感染症である。主要な感染経路としては，性的接触による水平感染および妊婦から胎児への垂直感染（出生児の先天性感染）の2つがある。
- 梅毒の起源として，昔から地中海沿岸に存在したトレポネーマの変異で強毒性を獲得した説と新大陸起源説がある。15世紀以前のヨーロッパ古人骨に梅毒は検出されず，最近のゲノム解析でも16世紀にコロンブスが持ち帰ったとする新大陸起源説が有力である。
- 現在，途上国を中心に毎年世界で1,200万人以上の新規感染がある。南アジア，東南アジア，アフリカが多く，貧困や薬物乱用，売春など社会経済的要素が関与する。
- 過去10年間，中国が梅毒の新たな猖獗地域として問題となっており，マクロライド耐性のクローンが増加している。
- 日本では2010年以降増加傾向にあり，男性同性愛者に加えて，特に異性間性交渉による若年女性の感染が増加している（図2）。

ⓑ 梅毒の感染の病態

- 成人における梅毒感染の経路は，性的接触すなわち粘膜や皮膚の病

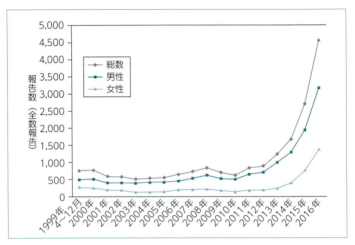

図2●梅毒報告数の年次推移

巣と感受性のある性器や口腔粘膜との接触に限られる。食器共用などによる感染は稀である。
- 感染力の強さは梅毒の進行期によって大きく異なる。病巣局所のトレポネーマが多い時期ほど感染力が強く，パートナーが感染するリスクは感染後4年以内の患者が最も高い。
- 母子の垂直感染が，もう一つの重要な感染経路である。母体が第1，2期梅毒で感染後4年以内であると血中トレポネーマが多く，垂直感染のリスクがより高い。
- 妊婦初期梅毒では20～40％，慢性期に入った潜伏梅毒では9～10％に垂直感染が起こる。梅毒合併妊婦の約半数には早産や先天梅毒がみられる。
- 第1期梅毒は垂直感染を来しやすく，早期梅毒の流行から約1年の間をあけて先天梅毒の頻度が上昇する。

- 経胎盤感染は妊娠のどの時期にも生じるが，妊娠後期に至るほどリスクは高まる。
- 妊婦に対する抗菌薬投与は極めて有効であり，母子ともに予後を劇的に改善する。未治療の垂直感染では死産や重篤な障害を来し，成人期に神経血管梅毒により死に至ることがある。

2 症状

ⓐ 第1期梅毒

- 感染力のある梅毒患者と性的接触をもった場合，30日以内にその30％に感染が成立する。男女生殖器のみならず，口腔や手指に生じることもある。
- 接触に伴うトレポネーマの侵入には，皮膚・粘膜の微小な創傷や脆弱性が関係し，陰部の剃毛によって感染リスクが増大する。
- いったん感染が成立すると，性器あるいは口腔局所にリンパ球が集簇する。女性では大・小陰唇，子宮頸部，男性では亀頭冠に疼痛を伴わない硬結（硬性下疳）が形成される。（図3a）
- 硬性下疳が見られるのは感染後3週間（10〜90日）であり，無治療でも自然に軽快する。患者自身が気づかないこともある。

ⓑ 第2期梅毒

- 第2期梅毒は，感染成立後数週から数カ月の間に血行性あるいはリンパ行性にトレポネーマが全身に播種することによって生じるが，時に第1期疹と重なることもある。
- 第2期の症状はさまざまであるが，通常は皮膚・粘膜の発疹で，しばしば手掌や足底に出現する（図3b, c, d）。軽度の熱発，頭痛，咽頭痛やリンパ節腫大など全身症状を伴うこともある。斑状の脱毛，肝炎や，ネフローゼなどの腎病変が10％に起こる。

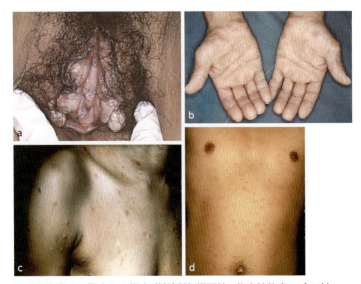

図3● 梅毒の1期疹と2期疹（外陰部初期硬結，梅毒性乾癬，バラ疹）
a：外陰部初期硬結，b：梅毒性乾癬，c, d：バラ疹

〔杏林大学病院皮膚科　早川順博士の厚意による〕

- 第2期梅毒の病変は軽度かつ非特異的であり，感冒などの他のウイルス感染と見誤られることがある。
- 第2期の後，患者は長い潜伏期に入るが，無治療の場合，25％が1年以内にあるいは長くとも5年以内に症状の再燃が起こる。早期の潜伏梅毒は感染力が強く第1期，第2期同様に治療することが推奨されている。

ⓒ 第3期梅毒

- 早期潜伏梅毒の70％は無症状のまま生涯を終えるが，30％が第3期梅毒を発症する。
- 第3期梅毒の症状は，感染後2～40年の間に形成される骨のゴム腫であるが，現在では稀である。

- 心血管病変は，感染後 20～30 年の間に起きる。大動脈の血管炎は，解離性大動脈瘤の原因となる。

d 神経梅毒（第 4 期梅毒）

- 神経梅毒は感染後 1～2 年の第 2 期からみられる。無菌性髄膜炎や脳血管病変による巣症状が出現することがあるが，無症状のこともある。
- 感染後 10 年以上の晩期の神経梅毒では脊髄癆を来し，脊髄の後索障害による深部感覚障害や歩行障害（小刻み歩行）がみられるほか，認知症が出ることがある。
- 梅毒の自然経過に関するオスロ調査（1891～1910 年）によれば，感染後 30 年を経過した無治療の男性は女性に比べ，心血管あるいは神経合併症が 2 倍みられた。
- 晩期合併症は現在ではほとんどないが，早期の髄膜炎や髄膜血管障害は稀でない。
- 腰椎穿刺で髄液に異常所見がある患者は高率に神経梅毒を発症する。症状の有無にかかわらず高用量の抗菌薬投与が必要である。

One Point Column

梅毒に対する HIV の影響

HIV と梅毒双方の重複感染が増加していることから，HIV 感染が梅毒の病態に及ぼす影響が注目される。HIV 感染者では第 1 期疹が不明のことが多く，第 2 期における重篤な皮膚潰瘍形成など非定型的な症状に加え，第 1 期と第 2 期の重複，血清反応陽転遅延などの特徴が報告されている。HIV 陽性者と陰性者で梅毒治療プロトコールを変える必要はないが，より頻回の血清学的評価が推奨される。

3 診 断

- 梅毒の診断は，第1期疹や第2期疹などの病変部から菌体を証明する，または血清中の抗体価測定により行う。
- 直接の鏡検では採取直後の新鮮な検体を用い，暗視野顕微鏡下で行う。活発にらせん状に運動する，血球よりも少し大きなコルク栓抜き様の菌体が観察される。
- 口腔では非梅毒性トレポネーマとの鑑別が困難のため，アセトン固定検体と抗トレポネーマ抗体を用いた蛍光顕微鏡の観察が優れる。
- 梅毒の血清学的診断は，脂質抗原に対する非トレポネーマ抗体検査とトレポネーマ特異的な抗体検査の組み合わせで行われる。
- 非トレポネーマ抗体検査には，梅毒血清検査（serological test for syphilis：STS）法として，ガラス板法の性病研究室による検査（venereal disease research laboratory：VDRL）テストないし急速血漿レアギン（rapid plasma reagin：RPR）カードテストがある。これらは高感度のためスクリーニング検査として用いられることが多い。陽性者は，梅毒トレポネーマ感作赤血球凝集試験（*Treponema pallidum* hemagglutination：TPHA）法，微量梅毒トレポネーマ赤血球凝集（microhemagglutination *Treponema pallidum*：MHA-TP）試験あるいはトレポネーマ蛍光抗体吸収（fluorescence treponemal antibody absorption：FTA-ABS）法で確認する。表3にSTS法とTPHA法の検査結果の解釈と対応を示す。
- 非トレポネーマ抗体検査は血清の段階希釈によって，梅毒の進行期分類や治療効果の判定に用いられる。抗体価は感染後1年まで急激に上昇し，晩期には低下する。未治療でも25％は陰性化する。

表3 ● STS と TPHA 検査結果の解釈と対応

STS	TPHA	解釈と対応
−	−	非梅毒
+	+	梅毒：治療開始，効果確認のため再検査
−	+	治療後の梅毒，ないし古い梅毒
+	−	梅毒初期，ないし生物学的偽陽性 数週間あけて再検，膠原病・抗リン脂質抗体精査

届け出の必要性

- わが国において梅毒は五類感染症であり，医師は全例を診断後7日以内に都道府県知事に届け出る（陳旧性梅毒および治療後の抗体陽性者はその必要がない）。

4 治 療

a 第一選択薬

- *T. Pallidum* はリンパ節や中枢神経組織で緩徐に複製を行う。梅毒治療の原則は殺菌に有効かつ十分な抗菌薬の濃度を粘膜および病巣組織に維持することである。
- 梅毒治療の王道はどの病期においてもペニシリンであり，現在に至るまで耐性の報告はない。世界的にスタンダードとなっているベンザチンペニシリンは筋肉内投与により，数週間一定の濃度を維持することができるが，わが国では販売されていないため経口ペニシリンの内服を行う。
- ペニシリン系薬では腎臓からの排泄を抑制するプロベネシドの併用が有用であるので併用が推奨されるが，妊婦における安全性は確立していない。

> **投与量**
>
> - アモキシシリン（サワシリン® など）（250 mg）1回2カプセル　1日3回　毎食後（第1期は2～4週，第2期は4～8週，第3期は8～12週）
> - プロベネシド（ベネシッド®）（250 mg）1回1錠　1日3回　毎食後。上記に併用（単独の抗菌力はない）

- 初期病変の患者では，投与後24時間以内に梅毒抗原の血中流入により熱発と悪寒戦慄，筋肉痛，頭痛を訴える（ヤーリッシュ・ヘルクスハイマー反応）。これらは消炎薬の投与によって予防が可能である。
- 特に妊婦ではヤーリッシュ・ヘルクスハイマー反応により，子宮収縮や胎児心拍異常をみることが多いので，必ず血管確保と胎児心拍モニターを装着したうえで初回投与を行う。2回目以降の投与では発症は稀である。

ⓑ ペニシリンアレルギーの場合

- ペニシリンアレルギー既往のある患者に対する代替薬として，海外ではミノマイシンあるいはドキシサイクリンを早期の梅毒に対しては15日間，晩期潜伏梅毒に対しては30日間投与することが推奨されるが，わが国では保険適用でないことに加えて，妊婦には使用できない。
- わが国でペニシリンアレルギー患者に適応とされるアセチルスピラマイシンは，マクロライド系抗菌薬の一つであり，妊婦にも投与できるが，最近流行しているSS14株には感受性が低い可能性がある。

> 投与量

- ミノマイシン錠100 mg（あるいはビブラマイシン錠100 mg）1回1錠　1日2回
- アセチルスピラマイシン錠200 mg　1回1錠　1日6回

❻パートナーの治療

- 梅毒治療の鍵を握るのは性的パートナーの治療である。早期梅毒（第1，2期，およびVDRL，RPRが32倍以上）では性的パートナーの臨床的あるいは血清学的検査を早急に実施する。
- 梅毒患者と感染力の強いとされる過去90日以内に接触をもったパートナーは，症状の有無にかかわらず治療を行うことが推奨される。90日以前の接触者は，血清学的検査の結果で治療を決めるか，経過観察が困難な場合は予防的治療を行う。
- 潜伏梅毒患者であるパートナーは，血清学的診断によって治療を決定する。

5　梅毒と妊娠

- 先天梅毒は通常，胎盤が完成する妊娠15，16週以降経胎盤性に *T. pallidum* が胎児に感染して起こる。
- わが国における先天梅毒の報告は，異性間感染の増加と並行して過去4年間に増加している（図4）。
- 妊婦では妊娠9〜35週までに胎児感染をきたすことが報告されているが，妊娠中期に梅毒と診断された妊婦が最も先天性感染のリスクが高い。
- 母親の梅毒感染後の時間と，梅毒の病期が垂直感染に大きく影響する。一般に，第2期と早期潜伏梅毒の垂直感染率が高いが，感染

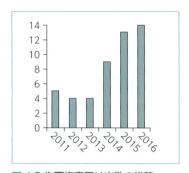

図4● 先天梅毒届け出数の推移
2016年度は2017年1月暫定値
(IASR, 38：61-62, 2017)

後8年を経ても垂直感染を来した報告がある。

ⓐ 先天梅毒

- 梅毒血清反応陽性者においては，流産・死産のリスクは対照の12倍に達する。先天梅毒の30％は活動性病変が認められるが，残る70％は潜在性（無症状）である。
- 先天梅毒の症状は多様である。早期先天梅毒は生後数週から3カ月で第2期症状を発症し，鼻炎，骨軟骨炎，骨周囲炎，肝炎，皮膚粘膜疹のほか，さまざまな神経症状がみられる。

ⓑ 妊婦の梅毒検査

- 妊娠初期における血清学的スクリーニングは世界的に広く実施されている。欧米では梅毒流行地域やハイリスク妊婦では妊娠後期や出生直前に再度検査を行うことが推奨される。
- 妊婦の梅毒では治療開始前に抗体価と臨床所見を調べ，胎児超音波検査を行う。
- ペニシリンは胎盤を通過し，高い殺トレポネーマ活性があるがため，診断がつけば先天梅毒は予防可能な疾患である。

- 母親の抗体が胎盤を通じて児に移行するため，無症状の新生児における梅毒垂直感染の血清学的診断は困難である。
- 母体の抗体の受動的移行と子宮内感染による児の抗体産生を鑑別するため IgM 抗体 EIA やウェスタンブロット法が用いられる。しかしながら，現時点では単独の検査法で両者を見分けることは難しい。もし，児の非トレポネーマ抗体の抗体価が母親よりも高い場合，髄液検査や長骨の X 線検査，そして肝機能検査などが必要である。
- 臍帯血や新生児血で，IgM FTA-ABS 陽性の場合に胎内感染と診断され，新生児にアモキシシリン 50〜60 mg/kg/日を 1〜2 週間投与する。

❶ 妊婦の梅毒治療

- 妊婦の梅毒治療では，治療薬がペニシリンに限定される。テトラサイクリン系薬は妊婦には禁忌薬であり，エリスロマイシンは胎盤を通過しない。
- 早期梅毒に有用性が報告されているアジスロマイシンは，最近急速に耐性株が増えているため推奨されない。ペニシリンアレルギーの妊婦には，必要があれば脱感作を行ってから投与する。
- セフェム系薬ではセフトリアキソンの有効性が報告されているが，殺菌力はペニシリン系薬に劣る。また保険適用外である。

※なお日本性感染症学会の「梅毒診療ガイド」も出ているので参照されたい

(早川　智)

B. 疾患別 性感染症診療の実際

❖細菌感染症

 # クラミジア感染症

1 概 要

- *Chlamydia trachomatis*（CT）は，絶対的細胞内寄生細菌の一種で，呼吸酵素をもたず，生きている細胞内のみで増殖可能で，封入体を形成するなどのユニークな増殖環をもつことから一般細菌とは異なる性格を有し，「偏性細胞寄生性菌」と呼ばれる。
- CTが子宮頸管から上行性に子宮・卵管そして腹腔内に達して，子宮頸管炎，子宮内膜炎，卵管炎や卵管周囲炎，卵巣炎，卵管周囲癒着を発症する。
- 潜伏期間は1～3週間で，女性では不妊症や異所性妊娠などの原因となる。
- クラミジア子宮頸管炎に罹患した女性の50％は，自己免疫により自然治癒する。残りの50％は，治療が行われないと持続感染に移行する。さらに10％が上行感染し，卵管炎や骨盤内炎症性疾患を引き起こす。骨盤内に広がると骨盤内炎症性疾患，さらには骨盤内から上腹部へと拡散し，肝臓周囲で増殖して肝周囲炎（Fitz-Hugh-Curtis症候群）を発症する（図5，6）。
- 感染妊婦では，流早産や，産道感染により新生児結膜炎・肺炎を発症する。オーラルセックスにより咽頭炎を起こす。

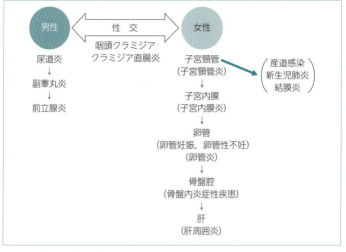

図5●クラミジア感染経路・部位

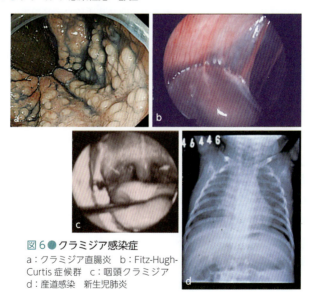

図6●クラミジア感染症
a：クラミジア直腸炎　b：Fitz-Hugh-Curtis症候群　c：咽頭クラミジア
d：産道感染　新生児肺炎

- また，クラミジア直腸炎は消化器内科領域でも問題になっている。
- クラミジア感染症の好発年齢や性差に関する特徴は，女性での発症年齢が若年者に多く，男性よりも発症数が多いことである。

2 症　状

- 男性は50％，女性では80％が無症状である。
- 感染のもとになった性行為から1～3週間後に，腟の分泌物の増加，頻尿，排尿時や性交時の痛み，骨盤痛が起きる。子宮頸管炎では帯下増量感を伴うこともある。
- 子宮内膜や卵管炎を発症すると，不正性器出血，下腹部痛，性交痛などの症状を呈する。さらに腹膜炎や肝周囲炎により急性腹症を起こす場合もある。
- クラミジアの咽頭感染：オーラルセックスによるクラミジアの咽頭感染が問題となっている。診断は，咽頭擦過物やうがい液を用いて核酸増幅検査にて行う。子宮頸管からCTが検出された場合は無症状であっても，そのうちの10～20％は咽頭からもCTが検出される。

3 診　断

■所　見
- 黄色膿性の分泌物が外子宮口にみられる場合や，子宮腟部が易出血性であれば子宮頸管炎を疑うが，このような他覚的所見を認めるものは少ない。

■検　査
- 子宮頸管分泌物または擦過検体からCTの検出を行う。咽頭感染

を疑う場合は咽頭スワブやうがい液を検体で行う。
- DNA プローブ法は感度, 酸素免疫測定法 (enzyme immunoassay：EIA) は特異性が不十分で, 感度・特異性ともに優れる遺伝子検出 [核酸増幅法：SDA (strand displacement amplification) 法, TMA (transcription mediated amplification) 法, ポリメラーゼ連鎖反応 (polymerase chain reaction：PCR) 法] が, 検体の保存や搬送も容易であることからガイドラインでは, 推奨されている。
- クラミジア子宮頸管炎では, 約 20％程度に淋菌の混合感染がみられる。頸管分泌物所見のみでの鑑別は難しいので, 核酸増幅法を用いて淋菌も同時に検出を行う。

4 治療

■ 抗菌薬治療
- クラミジア子宮頸管炎の治療薬は, 15員環マクロライドが主で, 半減期が非常に長いことが特徴である。アジスロマイシン (AZM) の 1,000 mg の単回投与がガイドラインで推奨されている。

> **処方例**
>
> 子宮頸管炎 (妊婦)
> - アジスロマイシン (AZM：ジスロマック®) 1,000 mg, 1日1回, 1日間
> - アジスロマイシン (AZM：ジスロマック®SR) 2,000 mg, 1日1回, 1日間
> - クラリスロマイシン (CAM：クラリス®, クラリシッド®) 200 mg, 1日2回, 7日間

- クラミジア感染症で治療中の患者が妊娠した場合や，妊婦におけるクラミジア感染症の治療は，ガイドラインにおいて AZM が推奨されている。AZM の胎盤移行性は母体血中濃度の 2.6%と少なく，120例の投与例で奇形増加はないなどから，妊娠期の総合評価でも，安全（疫学的な根拠が比較的豊富でほぼ安全に使用できる薬）とされている。

> **処方例**
>
> 子宮頸管炎（非妊婦）
> - レボフロキサシン (LVFX：クラビット®) 500 mg，1 日 1 回，7 日間
> - シタフロキサシン (STFX：グレースビット®) 100 mg，1 日 1 回，7 日間

> **処方例**
>
> 骨盤内炎症性疾患・肝周囲炎 (Fitz-High-Curtis 症候群)（点滴静注から経口投与へのスイッチ療法）
> - アジスロマイシン注射剤 500 mg（ジスロマック®点滴静注用 500 mg），1 日 1 回，2 時間かけて点滴静注を 1〜2 日間投与後，被験者の状態により AZM 錠 250 mg，1 日 1 回投与に切り替え，総投与期間を 7 日間
> - レボフロキサシン注射剤 500 mg（クラビット®点滴静注バッグ 500 mg/100 mL），1 日 1 回，2 時間かけて点滴静注を 3 日間投与後，被験者の状態により LVFX 錠 500 mg，1 日 1 回投与に切り替え，総投与期間を 14 日間
> - ミノサイクリン 100 mg（ミノサイクリン®塩酸塩点滴静注用 100 mg）1 日 2 回，点滴投与，3〜5 日間。その後内服に変更してもよい。

■ パートナーへの検査・治療

- 性感染症の特性としてパートナーが存在するので，治療はその双方に同時に行う。産婦人科のみならず，泌尿器科との連携をとりながら早期診断，早期治療を行う必要がある。

- パートナーの男性が無症状であっても膿尿を認める場合には，クラミジア感染陽性である可能性が高い。また，膿尿を認めない場合でもクラミジア感染陽性が55％に認められるので，尿PCR検査を積極的に行う。

ⓐ治療効果判定

- 投薬開始3週間後に核酸増幅法を用いてCTの陰転化の確認を行う。
- Fitz-Hugh-Curtis症候群で，抗菌薬治療後に症状が残る場合は腹腔鏡下癒着剥離術を考慮する場合がある。

ⓑ治療後にCTの検査が陽性になった場合

- クラミジア感染症の治療を行ったにもかかわらず治療後検査が陽性になる場合がある。その際は下記の可能性を検証し，対応する。

> ①セックス・パートナーが適切な治療を受けていない，性交の中止が守られていない，複数パートナーの存在による再感染
> ⇒セックス・パートナーの検査と治療（泌尿器科との連携が必要）
> セックス・パートナーは無症状のことが多い。性交の中止，コンドームの使用を促す
> ②抗菌薬の服用が守られていないために再発または持続感染を起こしている
> ⇒服薬の厳守を説明
> ③抗菌薬の薬理学的問題（他の薬剤の相互作用による吸収率の低下）
> リファンピシンは，クラリスロマイシンの血中濃度を約1/8に低下させ，マグネシウム剤，アルミニウム剤，鉄剤とニューキノロン系抗菌薬を同時服用すると効果が減少する
> ⇒服薬中の薬の問診
> ④検査法による偽陽性：死菌のDNAの検出
> ⇒検査の時期としては，原則的に3週間後に行う

（岩破一博）

One Point Column

クラミジア直腸炎

　クラミジア直腸炎は，1981 年に Quinn が報告し，わが国では 1992 年に山本の報告が最初である。感染性腸炎症例の鑑別診断の一つとしてクラミジア直腸炎も考慮すべきことを消化器内科領域では警告している。その後，わずかな報告しかされていないが，これは症状が軽いことや直腸粘膜擦過診による CT 検出が保険適用でないことから，実際にはかなりの診断されていないクラミジア直腸炎症例が存在する可能性がある。

　感染経路は，肛門性交により直腸粘膜より直接進入する場合と，女性では感染した腟分泌物が肛門部に流れて直腸に侵入する場合，子宮，頸管，腟，尿道からリンパ行性に直腸に達する場合がある。これまでの女性の報告では，肛門性交の経験がなく，表在リンパ節の腫脹もない報告がほとんどあることから，感染した腟分泌物が肛門部に流れて直腸に侵入する経路が主な感染経路であると考えられる。

　症状は，無症状のことも多いが，腹痛，下痢，粘血便などがみられる。報告例のほとんどが血便を主訴としている。

　診断は，CT の診断に用いられている核酸増幅法によって可能であるが，直腸粘膜擦過診による CT 検出は保険適用ではない。内視鏡所見は，イクラ状の粘膜といわれる下部直腸優位の半球状小隆起性病変集簇が特徴的所見とされている。

　治療は，クラミジア直腸炎での推奨の抗菌薬や投与期間の見解はないが，アジスロマイシン 1,000 mg を 1 日間，クラリスロマイシン 400 mg を 7 日間投与する。我々の検討ではシタフロキサシン 100 mg を 7 日間投与も良好な結果を得ている。治癒判定は，クラミジア頸管炎と同様 3 週間後に PCR 法などで判定する。

　クラミジア直腸炎は無症状であったり，症状があっても軽症で臨床的に見逃されていることが多いと思われる。男性同性愛者やセクシャルアクティビティの高い女性では，クラミジア直腸炎を考慮した診断・治療が必要である。

B. 疾患別 性感染症診療の実際

❖細菌感染症

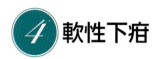

4 軟性下疳

1 概要・疫学

- 軟性下疳は，*Haemophilus ducreyi*（軟性下疳菌）による性感染症で，性器の感染部位に発生する痛みを伴う壊疽性潰瘍と鼠径リンパ節の化膿性炎症が特徴である。
- 戦後の国内における発生は稀であり，現在は輸入感染症と捉えられている。一方で，東南アジアやアフリカには，発生頻度の高い地域があり，海外への渡航歴と現地での性交渉の聴取は必須である。

2 症 状

- 初発症状は，性交渉から2日～1週間後に大小陰唇，腟口，陰核に小豆大までの紅色小丘疹を認める。これらは，膿疱化して浅い潰瘍を形成し，やがて鋸歯状で紅暈を伴う深い潰瘍となり激痛を呈する。さらに，2～3週間後に，強い疼痛を伴う鼠径リンパ節の発赤・腫脹が出現し，自壊して排膿を認める。

3 診 断

- 臨床症状が特徴的であることから，視診と触診により診断される。確定診断は，グラム染色による染色鏡検と培養法による病原菌の検出であるが検出率は低い。染色は，グラム染色またはメチレンブルー染色が行われる。H. ducreyi は，長さ 1.1～1.5 μm のグラム陰性の連鎖状桿菌であり，グラム染色で赤く染まる。培養法はチョコレート寒天培地などが用いられる。国内では PCR での検査を受託する機関がない。
- 陰部に潰瘍性病変を形成する性器ヘルペス，梅毒（硬性下疳），性病性リンパ肉芽腫症，ベーチェット病との鑑別が必要である。
- 性器ヘルペス：有痛性病変を認めるが浅い潰瘍が特徴である。
- 梅毒（硬性下疳），性病性リンパ肉芽腫症：これらによる潰瘍性病変は，痛みなど自覚症状が少ない。
- ベーチェット病：しばしば再発性口腔内アフタ性潰瘍や網膜ぶどう膜炎を併発する。

One Point Column

軟性下疳と重複感染

　国内において本症例は，輸入感染症と位置づけられており，本疾患を疑った場合は，海外渡航歴の有無と 1 週間以内の性交歴の聴取は必須である。また，ハイリスクな性交渉が行われている症例では，梅毒や HIV 感染症など他の性感染との重複感染を念頭におく。HIV 感染症を合併すると，治療が遅れたり，治療に反応しないことがある。さらに，軟性下疳と HIV 感染症を同時期に感染した場合は，潜伏期に差があるため，3 カ月後に HIV を再検査する。

表 4 ● 軟性下疳に対する米国 CDC の推奨薬

1) アジスロマイシン（ジスロマック®）　　1 g, 経口, 単回投与
2) セフトリアキソン（ロセフィン®）　　　250 mg, 筋注, 単回投与
3) シプロフロキサシン（シプロキサン®）　500 mg, 2×1/日, 経口, 3 日間
4) エリスロマイシン（エリスロシン®）　　500 mg, 3×1/日, 経口, 7 日間

米国における処方例であり，国内の添付文書による用量と用法とは異なる内容がある
Sexually Transmitted Diseases Treatment Guidelines, 2015
(Recommendations and Reports/Vol. 64/No. 3 June 5, 2015 より)

4 治 療

- 抗菌療法が有効であり，米国 CDC ガイドラインは，アジスロマイシン，セフトリアキソン，シプロキサン，エリスロマイシンを推奨している（表 4）。治療が有効な場合は，治療開始後 3 日以内に症状が軽減し，7 日である程度の軽快をみる。
- 症状の改善がみられない場合は，薬剤耐性を考慮し抗菌薬を変更する。

（野口靖之）

B. 疾患別 性感染症診療の実際

❖細菌感染症

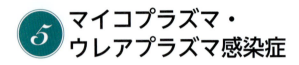
5 マイコプラズマ・ウレアプラズマ感染症

1 概 要

- *Mycoplasma hominis*, *M. genitalium*, *M. fermentans* (*incognitos strain*), *Ureaplasma urealyticum*, *U. parvum* の5種が生殖器官に存在する。
- 無症状の健常成人の生殖器官においても，*Mycoplasma* 属や *Ureaplasma* 属のコロニー形成を多く認める。しかしながら，これらの微生物の検出については，適切な培地を用いたとしても増殖に時間を要する。特異的なプライマーを用いる核酸増幅法は標準化されていない。検出されたとしても，必ずしも病態との因果関係を示すわけではない。
- 流早産および胎児・新生児への関連が示唆されるが，正確な役割はいまだわかっていない。*M. genitalium*, *M. hominis*, *U. parvum*, *U. urealyticum* などによる下部性器感染症が，早産発症のリスク因子となる可能性が多くの論文で指摘されているものの，結論には至っていない。
- *U. urealyticum* が腟内に存在するだけで早産を誘発することはないが，頸管から上行性に進行し得る場合に，早産の原因となり得ると考えられている。

- *U. urealyticum* は早産症例の約 6％で羊水中に検出され，その場合に新生児予後として，精神発達遅滞，神経合併症，脳性麻痺のリスクが高いという報告もある。
- 羊水細菌感染症例の約 30％に，*M. hominis* を羊水中に認めた報告がある。*Ureaplasma* 属や *Mycoplasma* 属が直接的に早産を誘発する可能性は低いが，早産発症のリスク因子となって新生児予後を悪化させる可能性がある。しかしながら，妊娠中ないし妊娠前にこれらが同定された場合に治療の対象とするかどうかは，結論に至っていない。

2 疫 学

- *M. hominis*，*M. genitalium*，*M. fermentans* は性交渉の活発な男女においては正常の生殖細菌叢として検出される。思春期以降，性交渉の人数に比例して *M. hominis*，*M. genitalium*，*Ureaplasma* 属を腟細菌叢として保持する女性の割合は増加する。
- 女性の方が *M. hominis* に感染しやすく，成人期の健常女性の約 80％が *Ureaplasma* 属を，約 50％が *M. hominis* を頸管・腟分泌物に認める。また社会経済的地位が低いほど，感染率が高いことが示されている。
- 新生児で *Mycoplasma* 属のコロニー形成を認める場合は，産道感染が示唆される。帝王切開で娩出された児でのコロニー形成は少ない。
- 新生児でのコロニー形成は一時的で，月齢が上がるにつれコロニー形成の率は低下し，3 カ月以降でのコロニー形成は稀である。

3 臨床的特徴と疾患との関連

Mycoplasma 属および *Ureaplasma* 属に起因する産婦人科および関連領域の感染症一覧を表5に示す。

■ 生殖器への感染と妊娠中の合併症
ⓐ 頸管炎と骨盤内炎症性疾患
- *M. hominis* は男女とも泌尿生殖器官で検出され,妊婦の10%前後に検出されたという報告があり,骨盤内炎症性疾患の起因菌としては議論の余地がある。*M. hominis* は,クラミジア感染症,淋菌感染症,細菌性腟症との同時感染がない"卵管炎の"女性では存在しないとされている。*M. hominis* が卵管炎の主な病原体であるかは明らかでない。

ⓑ 絨毛膜羊膜炎
- *M. hominis* や *U. urealyticum* は,早産,preterm PROM（前期破水：premature rupture of the membrane）,term PROM,絨

表5● *M. hominis* と *Ureaplasma* 属に起因する感染症

M. hominis に起因する感染症	*Ureaplasma* 属に起因する感染症
骨盤内炎症性疾患（PID） 絨毛膜羊膜炎 産褥熱,流産後の発熱 腎盂腎炎 中枢神経系感染 敗血症 創部感染 上気道・下気道感染症 関節部炎症 心内膜炎 新生児菌血症,新生児髄膜炎 新生児膿瘍	絨毛膜羊膜炎 産褥熱,流産後の発熱 先天性肺炎 新生児菌血症 新生児膿瘍

毛膜羊膜炎で頻繁に検出される。子宮内でのコロニー形成や感染が，早産や絨毛膜羊膜炎にどのように関係するのかは明らかではない。

◎妊娠への有害事象

- 流産，死産，早産，preterm PROM，低出生体重児に U. urealyticum と M. hominis が関連するとされる。早産リスクがあり，Mycoplasma 属や Ureaplasma 属への感染を認めた妊婦に抗菌薬投与を行い，妊娠の延長が可能であったという報告もある。
- 正常妊婦でのコロニー形成率は Ureaplasma 属が 35〜90％，M. hominis は 5〜75％と高く，また陽性率の変動も大きいため病原体としての議論はある。妊婦のユニバーサルスクリーニングの有用性は明らかでないが，早産ハイリスク妊婦に対してはスクリーニングを行うべきと考える。
- M. hominis は，産褥熱，流産後発熱や菌血症の原因の約 10％を占める。産後や術後に不明熱が持続する場合は，起因菌の一つとして念頭においておくべきである。

4 診 断

- M. hominis と Ureaplasma 属感染の診断には，分離培養法や PCR 法が必要である。
- 診断検査には，特殊培地や特異的プライマーが必要となる。診断検査は容易ではないため，多くの場合は経験的治療が優先されている。特殊培地については市販されているので使用可能であるが，現時点では研究室レベルでの対応となる。
- Ureaplasma 属に対する特異的なプライマーについては現在臨床研究中であるが，M. genitalium，M. hominis，U. parvum および U. urealyticum に対する PCR/インベーダー法による検出

は，一部業者で市販化されている（保険未収載）。

5 治療

抗菌薬治療

- *Mycoplasma* 属や *Ureaplasma* 属を認めても，臨床症状がなければ治療の対象にならない。多くの *Mycoplasma* 属と *Ureaplasma* 属は，マクロライド，テトラサイクリン，フルオロキノロンに感受性がある。*M. hominis* はマクロライドに感受性がないため，テトラサイクリンが選択される。

> **処方例**
>
> 妊婦の頸管炎
> - アジスロマイシン（AZM：ジスロマック®）1,000 mg，1日1回，1日間
> - アジスロマイシン（AZM：ジスロマック SR®）2,000 mg，1日1回，1日間
> - クラリスロマイシン（CAM：クラリス®，クラリシッド®）200 mg，1日2回，7日間
>
> 妊婦の子宮内感染
> - アジスロマイシン注射剤 500 mg（ジスロマック® 点滴静注用 500 mg），1日1回，2時間かけて点滴静注を1～2日間投与（状況により AZM 錠 250 mg，1日1回投与に切り替え，総投与期間を7日間追加）
>
> 非妊婦の頸管炎
> - レボフロキサシン（LVFX：クラビット®）500 mg，1日1回，7日間
> - シタフロキサシン（STFX：グレースビット®）100 mg，1日1回，7日間

非妊婦の骨盤内炎症性疾患

- レボフロキサシン注射剤 500 mg（クラビット®点滴静注バッグ 500 mg/100 mL），1日1回，2時間かけて点滴静注を3日間投与（状況により LVFX 錠 500 mg，1日1回投与に切り替え，総投与期間を14日間追加）

治療効果判定

- 自覚症状のある場合には，症状の消失をもって治療効果ありと判定する。
- 早産ハイリスク妊婦や妊娠前女性で子宮頸管 *Ureaplasma/Mycoplasma* 属陽性の場合，治療後2～3週以降の再検査で陰性を確認して治療効果ありと判定する。
- 新生児については母体の治療が完遂できていない場合，予防的な投与も考慮すべきである。

（大槻克文・澤登幸子・磯﨑　遥）

One Point Column

帝王切開後の子宮筋層切開部での感染

　帝王切開後に子宮筋層切開部やダグラス窩での膿瘍形成の症例報告が散見される。

　我々は次の症例を経験した。合併症や基礎疾患のない 25 歳初産婦で，妊娠 40 週 2 日に前期破水で入院。同日陣痛発来し，緩徐に分娩進行するも回旋異常と分娩停止を認め，緊急帝王切開を実施。手術は問題なく終了したが，術後 5 日目から 38℃を超える発熱と腹痛を来した。子宮右側に約 2 cm 大の子宮筋層切開部に膿瘍を認め，感染源であると判断し開腹ドレナージを施行した。その後，解熱し炎症反応も沈静化した。

　膿瘍内容液と子宮創部から採取した検体培養および PCR 法により *M. hominis* を検出した。帝王切開術後には広域セファロスポリン製剤であるセフメタゾール (CMZ) を 1 g×2 回/日使用していたが，培養と薬剤感受性検査の結果を元に，セフタジジム (CAZ) 1 g×3 回/日とクリンダマイシン (CLDM) 600 mg×3 回/日の併用とした。その後，全身状態は順調に回復し退院となった。

　したがって，本症例は *M. hominis* による切開部膿瘍であったと考える。

B. 疾患別 性感染症診療の実際

❖ ウイルス感染症

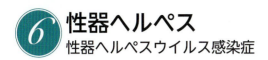

6 性器ヘルペス
性器ヘルペスウイルス感染症

1 概要

- 性器ヘルペスは単純ヘルペスウイルス（herpes simplex virus：HSV）1型（HSV-1）または2型（HSV-2）の感染によって発症する。HSVは性的接触により性器の皮膚粘膜に感染した場合，感染局所で増殖するとともに知覚神経を上行し，知覚神経節である仙髄神経節で増殖し潜伏感染する。

- 潜伏感染したHSVはしばしば再活性化し，知覚神経を下行して再び皮膚粘膜に至りウイルスを排泄する。この際，病変を形成しないことも多いが，病変の有無にかかわらず感染源となり得る。潜伏したHSVは一生排除されることはない。

- 女性における性感染症のなかで性器ヘルペスは性器クラミジア感染症に次いで多い。本疾患は，初発時の広範囲にわたる病変による重い症状，繰り返す再発によるQOLの低下，および母子感染による新生児ヘルペスの発症リスクなどを考慮すると性感染症のなかで重要な位置づけになる。

- 性器ヘルペスは臨床的に初発と再発に分けられる。また，HSV-1またはHSV-2の初感染と再活性化があり，感染病理学は複雑である。

- 初発は初めて発症した場合，再発は1回以上発症した患者が再び

表6 ● 性器ヘルペスの感染病理

臨床分類	感染HSV	発症時の型特異抗体		感染病理
		HSV-1抗体	HSV-2抗体	
初 発	HSV-1	−	−	HSV-1初感染
	HSV-2	−	−	HSV-2初感染
	HSV-1	+	−	HSV-1非初感染初発
	HSV-2	−	+	HSV-2非初感染初発
	HSV-2	+	−	HSV-2初感染*
	HSV-2	+	+	HSV-2非初感染初発
再 発	HSV-1	+	−	HSV-1の再発
	HSV-2	−	+	HSV-2の再発
	HSV-2	+	+	

*外国ではこの場合を non-primary first episode という表現を用いている

発症した場合を示す。

- 初発は，感染してまもなく（およそ20日以内）発症する初感染初発と，既に無症候で感染し潜伏していたHSVが時を経て再活性化して発症する非初感染初発に分けられる。
- 非初感染初発のなかには，既にHSV-1（あるいはHSV-2）に感染していた人がHSV-2（あるいはHSV-1）に新たに感染した場合も含まれる。この場合，HSV-2（あるいはHSV-1）の初感染と診断される。感染HSVの型と発症時の型特異抗体による感染病理学的分類を表6に示す。
- 感染HSVの型識別と型特異抗体の検出は保険適用なので，感染病理学的に確定し診断することが望まれる。

2 症状

■初発例

- 浅い潰瘍か水疱：性器ヘルペスの症状は，外陰・腟・子宮腟部などに発生する浅い潰瘍または水疱である．外陰部の皮膚面では水疱形成が見られるが，粘膜面では潰瘍性病変が主となる．

- 外陰痛：初感染初発では，性交渉など性的接触があってから平均3～7日（2～20日）の潜伏期を経て，比較的突然に強い外陰痛をもって発症する．

- 典型的な例では，大・小陰唇，腟前庭，会陰などに多発性に1cm以下の円型または楕円形の浅い潰瘍または小水疱が出現し，激痛を伴う．病変が左右両側に出現するといわれているが，このような典型例はむしろ少なく，片側性や潰瘍の数も5～10個以下のものも多い（図7-①，7-②）．両側鼠径リンパ節が腫脹し圧痛を伴うことが多い．子宮頸部に壊死性病変がみられることがある（図7-③）

- 全身症状として，発熱，全身倦怠感，頭痛を伴うことが多い．ときに髄膜炎様症状として，項部硬直や羞明感（光をまぶしく感じる）を訴えることがある．

- 外陰の疼痛のために排尿困難や歩行困難になることもある．

- 排尿・排便障害（Elsberg症候群）：HSV-2の初感染例に多く見られる．排尿障害は2～3週で治癒することが多いが，ときに1カ月以上かかることもある．

- 初感染初発は非初感染初発よりも症状が強いことが多いが，臨床所見だけで初感染初発（図7-①）と非初感染初発（図7-②）の鑑別は難しい．

- 自然経過では治癒まで2～3週かかる．抗ウイルス薬を投与すれば7～10日で治癒する．

①HSV-1 初感染初発
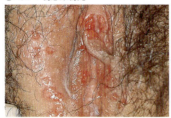

②HSV-2 非初感染初発
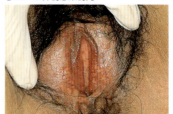

③HSV-1 初感染初発　子宮頸部
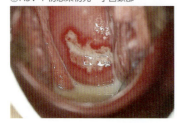

④HSV-2 再発
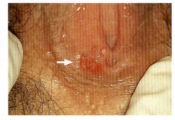

図7 ● 性器ヘルペスの臨床所見
(川名　尚, 見て分かる！読んで納得！婦人科ウイルス感染症の臨床, 2016 より転載)

- 感染源となる男性の大部分は，無症状で口腔に HSV-1 を，または性器に HSV-2 を排泄する無症候性ウイルス排泄者であるとされる。

■ 再発例

- 症状：一般に再発例の症状は軽く，大陰唇，小陰唇，会陰，恥毛部，肛門，臀部などに1～数個の水疱や浅い潰瘍を繰り返し発症し，軽度疼痛，違和感，瘙痒を訴える（図7-④）。通常，同じ部位に再発するがときに離れた部位に発症する。再発は無治療で多くは1週以内には軽快するが，抗ウイルス薬を投与すると期間を短縮できる。
- 再発する直前に，局所の違和感や大腿部後面の神経痛様の前兆を訴える場合が，3～5割程度みられる。

- 再発の頻度：月に1～2回から年に1～2回まで再発の頻度はさまざまである。頻繁に再発する場合やパートナーや家族に移してしまうかもしれないという心配は心身のストレスとなりQOLを低下させる。
- 再発はHSV-2感染に多く，1年以内の再発はほぼ必発である。これに対しHSV-1感染では1年以内に約20％が再発する。頻繁に再発する場合，抗ウイルス薬を継続的に服用する再発抑制療法が推奨される。

3 診 断

■ 症状と診断のプロセス

- 主訴：性器ヘルペス患者の主訴は外陰症状である。初発の場合は強い外陰痛や排尿痛を，再発では瘙痒感や違和感などが多い。
- 問診：症状は初発か否か，発熱，全身倦怠感，排尿・排便困難，頭痛や首の動きの制限など神経症状の有無について聞く。
- 性的接触の時期を聞く。初感染初発では性的接触から発症まで2～10日であるが，非初感染初発や再発では最近の性的接触がなくとも発症することがある。
- 診察では，外陰・腟・子宮頸部・肛門・臀部の浅い潰瘍や水疱を見つける。鑑別が必要な急性外陰潰瘍（リップシュッツ潰瘍）は潰瘍が深い。
- 再発の典型的な病変は，数個の集簇する小水疱や浅い潰瘍である。鑑別を要する帯状疱疹では片側性の多発する水疱が特徴である。
- 臨床検査：再発では線状や赤色など非典型的な病変もあり，同様の所見が真菌症，接触皮膚炎，梅毒，Paget病などでも見られるため，確定診断には**臨床検査が必須**となる。

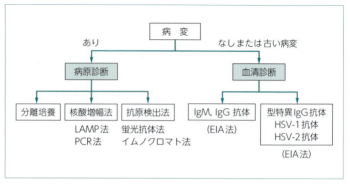

図8 ● 性器ヘルペスの臨床検査

臨床検査

- ウイルス性疾患には病原診断と血清診断が用いられる。病変があれば病原診断を第一選択とし，病変なしや陳旧性であれば血清診断を用いる（図8）。

ⓐ 病原診断

- 病原診断は，HSVそのものを検出するため特異度は高く，診断検査の**第一選択**である。
- 病原診断には比較的新鮮な病変の存在が必要であり，時間が経つとウイルスの検出が困難になる。このような場合，血清診断（後述）を行う。
- 病原診断では病変からHSVまたはHSV関連抗原を検出するが，各検査法の長所・短所を表7に示す。感度と特異度，型識別の可能性，保険適用の有無，採取法，結果が出るまでの時間などを考慮して検査法を選ぶ。

分離培養法

- 診断のgold standardで感度・特異度もよく，生きたウイルスが

表7 ● 病原診断の種類と長所・短所

	分離培養法	抗原検出法		核酸増幅法	
		蛍光抗体法	イムノクロマト法	LAMP法	PCR法
感度	高	低	中	超高	超高
特異度	高	高	高	高	高
型識別	可	可	不可	可	可
結果が出るまで	1〜5日間	2時間	15分（外来で可）	2時間	約3時間
子宮頸部の検査	可	不可	不明	可	可
費用	高	安	中	高（？）	高（？）
保険	不可	可	可	未定	未定

得られる点は長所であるが，時間と手間がかかり日常臨床検査には向かない。

抗原検出法

- HSVが産生する特異抗原を検出する方法で，以下の2種類が保険適用である。
- 蛍光抗体法：スライドガラスに塗布された感染細胞を蛍光標識モノクローナル抗体を用いて検出する。型識別は可能であるが，感度が低いのが欠点である。
- 酵素免疫測定法（イムノクロマト法）によるHSV抗原検出法：外来診療中に医師が15分で結果が出せる簡易キットが開発され，利便性が高い。型識別はできず，感度がやや低い。

核酸増幅法

- 微量なHSV-DNAの一部を増幅するため，感度・特異度ともに高く，型識別も可能である。LAMP (loop-mediated isothermal

amplification) 法はベッドサイドでも可能な簡易キットが開発されているが，専用器具が必要で日常臨床では手間がかかる。
- ポリメラーゼ連鎖反応 (polymerase chain reaction：PCR) 法による単純ヘルペスウイルス 1 型と 2 型の DNA 検出法は開発中である。

ⓑ 血清診断

- 病変なしか発症後時間が経っているときは，血清診断を行う。
- 抗体の出現時期と推移が，初感染初発，非初感染初発，再発で異なるので注意が必要である。初感染初発では，発症時に抗体は陰性で 1〜2 週後に陽性となる。非初感染初発や再発では，発症時に抗体は陽性である。
- 抗体検出には保険適用のある EIA 法を用いる。EIA 法は免疫グロブリンクラス別抗体 (IgM 抗体，IgG 抗体) の測定と，型特異抗体 (HSV-1 抗体，HSV-2 抗体) の検出法の 2 種類がある。

免疫グロブリン別抗体検出法

- 初感染初発では感染初期には IgM 分画の HSV 特異抗体 (IgM 抗体) が先に出現し，まもなく IgG 分画の HSV 特異抗体 (IgG 抗体) が出現する。
- 初感染初発では，感染後 7〜10 日で高値の IgM 抗体がほぼ 100% 検出されるため診断的価値が高い。
- 非初感染初発では IgM 抗体が検出されないことが多いので注意を要する。ただし，この場合は IgG 抗体が検出される。この際注意しなければならないことは人口の約半数は HSV に不顕性感染しており，IgG 抗体や低値の IgM 抗体が検出されるため，これら抗体の陽性だけで外陰病変が HSV によるとは診断できない点である。この点，病原診断の臨床的意義は高い。
- この方法は HSV 感染の診断は可能であるが型別抗体は検出できない。

型特異 IgG 抗体検出法

- 一度の検査で感染した HSV が 1 型か 2 型かを抗体で調べることが可能である。IgG 分画の特異抗体を検出するので,感染のごく初期には IgG 陰性になることと用いている抗原の抗原性が弱いこともあり陽転時期が遅れるので,2~4 週間あけて再検査する必要がある。
- 性器ヘルペスを疑わせる既往や疑わしい病変があり,2 型抗体が検出されれば病変は性器ヘルペスの可能性が高い。

4 治療

- HSV の増殖を抑制する抗ウイルス薬として,わが国ではアシクロビル,バラシクロビル,ファムシクロビルが保険適用になっている。特異性が高く副作用も少なく,全身投与が可能である(表8)。

表8 ● 性器ヘルペスの治療

初発	アシクロビル錠 (200 mg/錠)	1回1錠 1日5回	5~10 日間
	バラシクロビル錠 (500 mg/錠)	1回1錠 1日2回	5~10 日間
	ファムシクロビル錠 (250 mg/錠)	1回1錠 1日3回	5 日間
	重症例:アシクロビル 5 mg/kg/回	1日3回,8時間ごとに点滴静注	2~7 日間 その後 10 日目まで経口薬追加
再発	アシクロビル錠 (200 mg/錠)	1回1錠 1日5回	5 日間
	バラシクロビル錠 (500 mg/錠)	1回1錠 1日2回	
	ファムシクロビル錠 (250 mg/錠)	1回1錠 1日3回	
	軽症例:5%アシクロビル軟膏 または 3%ビダラビン軟膏 1日数回		5~10 日間
再発抑制療法	バラシクロビル錠 (500 mg/錠)	1日1回	継続投与

(日本性感染症学会ガイドライン 2011 より作表,一部追記)

- 性器ヘルペスは，外陰の粘膜や皮膚だけではなく，仙髄神経節の S_{2-4} 領域の臓器にも感染するため，原則として経口薬や点滴による全身的な治療を行う。

ⓐ 初　発

- 一般に症状が重く，感染範囲が広く，またウイルス量も多いので 5～10 日間の投与が必要である。
- 広範囲な外陰症状，尿閉，髄膜炎様症状を伴う重症例では，入院のうえ経静脈的アシクロビル投与が推奨される

ⓑ 再　発

- 一般に症状は軽く，感染範囲も狭いので 3～5 日間の投与を行う。症状が出現したらなるべく速やかに（6 時間以内に）服用するとより効果的である。
- 発症前の前兆があったときに服用すると発症しないこともある。
- 軽症では局所治療として抗ウイルス薬含有軟膏も用いられる。

ⓒ 再発抑制療法

- 再発を年 6 回（2 カ月に 1 回）以上繰り返す場合や，再発の症状が重い例では，バラシクロビル 500 mg 1 日 1 回服用（保険適用あり）を継続的に続けると再発をほぼ抑えることができる。再発しても軽い症状で治る。
- 再発抑制療法を継続すると再発の頻度が激減するだけでなく，HSV の無症候排泄が有意に減少し，パートナーや同居家族への感染の心配がなくなるため，心身のストレスが減少し QOL が改善される。
- 頻繁に再発を繰り返す患者では，再発時に抗ウイルス薬を服用する発症時治療よりも，再発抑制療法の方を好む傾向がある。再発抑制療法は，なるべく 1 年間続けていったん中止する。その後は再発の状況をみて患者と相談して決める。

〔川名　尚〕

One Point Column

抗ウイルス薬治療後の再発

　初発性器ヘルペスは，性的接触により感染したHSVが，局所で増殖すると同時に，知覚神経を上行し，仙髄神経節に至り，ここで増殖するとともに潜伏感染する。潜伏感染していたHSVはしばしば再活性化し再び知覚神経を下行し，外陰や子宮頸管に出現し発症すると考えられる。一般に，このときに外来受診となり抗ウイルス薬を投与することになる。

　抗ウイルス薬は，HSVの増殖を抑えることはできるが潜伏感染しているHSVを排除することはできない。そのため，外陰病変が治癒しても後に潜伏しているHSVが再活性化して外陰に病変を形成することになる。患者には治癒しても再発することがあることを伝えておくことが大切である。1年以内再発頻度は，HSV-2の感染例では90%以上，HSV-1感染例では20%前後といわれている。

One Point Column

感染しているHSVの型を決める意義

　性器ヘルペスの原因となったHSVが1型か2型かを決める意義には次のようなことがある。

①2型感染例は再発の頻度が1型に比べはるかに高い。このことを患者にあらかじめ知らせる必要がある。

②2型は1型に比べ向神経性が高く，2型感染例は尿閉のような自律神経障害（Elsberg症候群）や髄膜炎を発症しやすい。

③2型の感染例はパートナーの性器が感染源であることが多い。

　HSVの型を決定する方法として，病原診断では蛍光抗体法（保険適用あり），核酸増幅法であるPCR法，LAMP法で可能である。PCR法は近い将来商業検査機関で可能になる。血清診断では，型特異抗体の検出が可能な方法が最近開発され，保険適用もある。

B. 疾患別 性感染症診療の実際

❖ウイルス感染症

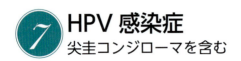

7 HPV感染症
尖圭コンジローマを含む

1 概　要

- 粘膜型ヒトパピローマウイルス（human papilloma virus：HPV）は，性行為によって，子宮頸部，腟壁，外陰部に感染し得る。ほぼすべての成人男女がHPVに曝露されている。子宮頸部，特に移行帯（S-C junction）はHPVが持続感染しやすい。持続感染とは持続的にHPV-DNAが検出される状態であり，持続的なウイルス増殖を意味する。
- ハイリスクHPVが持続感染しやすい子宮頸部ではHPVのウイルス発がんが起こりやすい。子宮頸癌が腟癌，外陰癌よりも発生しやすい。HPV感染者の約10％が子宮頸部細胞診異常をきたす。子宮頸部細胞診正常だからHPVが感染していないとはいえない。
- HPV検査は，子宮頸部擦過細胞から得た核酸を増幅してHPV-DNAを検出する方法であり，HPVグルーピング検査とHPVタイピング検査がある。

■尖圭コンジローマ
- 尖圭コンジローマは，HPV6型，11型の感染によって発症する。国内ではHPV6/11-DNA同定を受検する検査機関はない。

- HPV6/11に感染すると，1年以内に半数以上が尖圭コンジローマを発症すると計算される。自然もしくは加療によって病変が消失しても，HPV-DNAとして残存している可能性が高く不顕性感染の状態となる。
- 尖圭コンジローマは，女性では20歳前後が多く，男性は30歳以降が多いことから，若年女性が罹患しやすい疾患である。20歳前後の推定罹患数では，10万人に100人以上である。

腟前庭部乳頭腫症
- 腟前庭部乳頭腫症との鑑別が必要となる（図9）。臨床サイドから「尖圭コンジローマ疑い」として病理検査に提出すると，病理医がその情報に影響されて，腟前庭部乳頭腫症を尖圭コンジローマと合致すると診断してくることがあるので注意する。

One Point Column

尖圭コンジローマには不顕性感染がある

　HPV6/11陽性者（感染者）のうち，尖圭コンジローマを発症している有病者は約25％にすぎないという疫学データがある。つまり尖圭コンジローマを発病していないHPV6/11の不顕性感染者が実際には尖圭コンジローマ罹患者の4倍いることになる。このような女性が妊娠すると，頻度は不明だが尖圭コンジローマとして顕在化する可能性がある。

　女性では，10歳代，20歳代にピークにあり，この年齢では圧倒的に女性が発症している。20歳前後の世代で性器にイボができることは精神的なストレスが大きいことが示されている。心理的不安として，パートナーにうつす，再発を繰り返す，嫌悪感，などのストレスを3人に1人は受けている。

尖圭コンジローマ		腟前庭部乳頭腫症
HPV6型もしくは型11型	病態	ウイルス感染ではない STDではない
STD	疫学	生殖年齢女性
HPV感染像，VIN1	本態	扁平上皮の肥厚 空胞細胞腫（koilocytosis）（−）
視診（とさか状）	診断	視診（ニョロニョロ）
がんの否定のため	組織診	やまびこ診断に注意
HPV6/11型	HPV	HPV陰性
ベセルナクリーム	治療	不要（ベセルナは効かない）

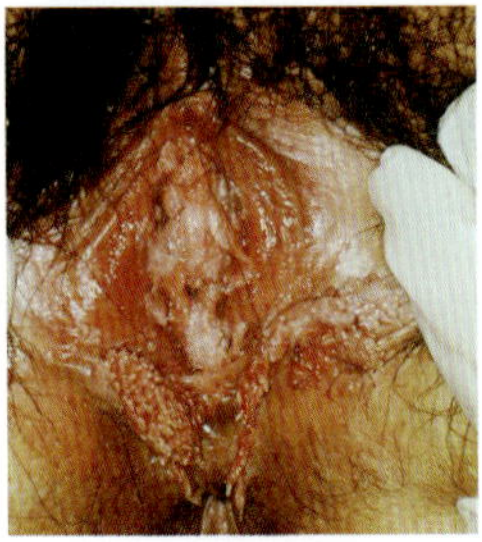

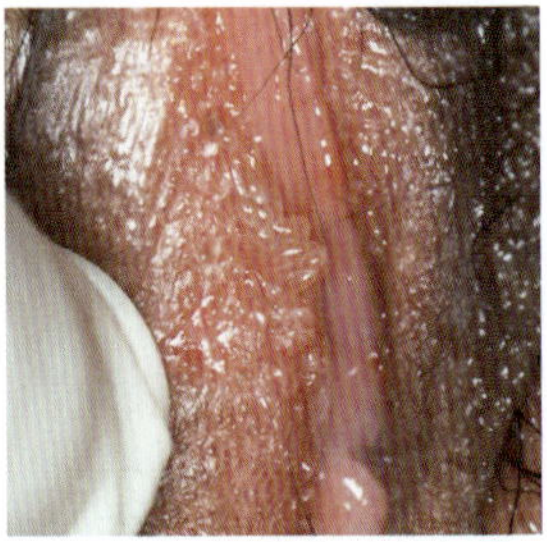

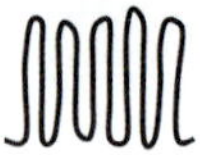

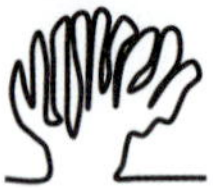

図9 ● 尖圭コンジローマと腟前庭部乳頭腫症の違い

4価HPVワクチン

- 海外諸国では4価HPVワクチンが導入されて，3〜4年で尖圭コンジローマ患者が社会全体で減少した。

2 診断

■ HPV 検査とは

- HPV 感染の有無を知る方法として最も確実なものは，HPV (-DNA) 検査である。HPV グルーピング検査と HPV タイピング検査がある。
- いずれも保険診療で検査を実施できるが，保険適用は子宮頸部上皮内腫瘍 (cervical intraepithelial neoplasia：CIN) 性病変もしくは CIN を疑う細胞診結果［意義不明の異型扁平上皮細胞 (atypical squamous cell undermined significance：ASC-US) など］の場合である。細胞診に異常がない場合，もしくは尖圭コンジローマの診断方法として保険収載された検査法はない。

■ HPV グルーピング検査

- HPV グルーピング検査では，子宮頸部擦過細胞から抽出した核酸を増幅してハイリスク HPV の DNA を検出する。ローリスク HPV かハイリスク HPV のいずれか（グルーピング）を同定できる検査キットもある。
- グループ分けをするだけでは HPV タイプを同定することはできない。したがって，尖圭コンジローマの原因ウイルスである HPV6/11 型と断定することはできない。

■ HPV タイピング検査

- HPV タイピング検査は，グルーピング検査と同様に核酸増幅法である。CIN 症例に対して，ハイリスク HPV のなかのどの HPV タイプに起因した CIN 病変であるかを決定する検査である。
- CIN の管理において HPV タイプがある程度参考になることから保険収載されているが，実際には複数の HPV タイプが検出される

ことも多い。複数の HPV が検出された場合に，どの HPV に起因する CIN 病変であるかを知ることができない。

- 「日本産科婦人科学会・日本産婦人科医会編産婦人科診療ガイドライン―婦人科外来編 2017」に示されている HPV タイピング検査による CIN 管理のトリアージは，十分なエビデンスは依然として不足している。今後改訂が検討されている。

■ 尖圭コンジローマの診断法
ⓐ病原体診断
- 尖圭コンジローマの原因ウイルスである HPV6/11 を同定する HPV 検査は商業ベースでは存在しない。HPV タイピング検査はハイリスク HPV のタイプを同定する検査であるため，HPV6/11 は検出できない。よって，尖圭コンジローマの病原体診断は国内ではできない。

ⓑ病理学的診断
- 病理学的な診断に頼ることが実臨床では一般的である。しかし，尖圭コンジローマの確定診断を病理学的検査だけに委ねてはいけない。悪性腫瘍の否定には病理学的検査が必須であるが，腟前庭部乳頭腫症や CIN1 との鑑別は病理学的検査だけに頼ってしまうと診断を誤ることがある。
- 経験の浅い医師が「尖圭コンジローマ疑い」で病理検査に提出した場合に，「尖圭コンジローマで矛盾しない」の病理レポートをしばしば経験する。しかし，実際には，コルポスコピー所見で明らかな腟前庭部乳頭腫症であったり，HPV タイピング検査（東大産婦教室内）で HPV 陰性であったりする。

ⓒ産婦人科医による最終診断
- 病理学的検査は必須であるものの，それだけで診断をつけるのは危

険である。病理結果は，あくまでも1つの検査法の結果（血液検査結果のようなもの）であり，最終診断をつけるのは臨床医の産婦人科医の責任である。

ⓓ 視診の有用性

- 臨床医として尖圭コンジローマを診断する最も有用な方法は視診である。図9は筆者が若手医師を指導する際に教える鑑別方法である。2つの病態の違いについて参考にされたい。

3 治 療

■ 5%イミキモドクリーム

- 治癒率：5%イミキモドクリーム（5%ベセルナクリーム®）が，実臨床的にも治療ガイドライン的にもほぼコンセンサスの得られた治療法である。イミキモドクリームによる治癒率は60〜70%であり，100%ではない。
- 治癒にかかる期間：痂皮化した陳旧性の尖圭コンジローマでは，しばしば外用薬が皮下に浸透しないため不応のことがある。治癒までに要する期間は平均8.1週（最長16週間）である。数週間の使用で治療効果が出ない段階でしばしば不応と判断されてしまう。5%イミキモドクリーム治療ではある程度時間がかかることを事前に患者に説明しておくことが，コンプライアンスを低下させないポイントである。
- 再発に注意：5%イミキモドクリームは免疫賦活薬であり，HPV6/11に対する免疫（主として細胞性免疫）が誘導されれば，その後ウイルスの再活性化や再感染が起こっても再発はしにくい。それでも10%前後は3カ月以内に再発するため，治癒症例でも3〜6カ月のフォローは行うべきである。

■難治性尖圭コンジローマの治療

- 鑑別診断：まず組織検査を行い，尖圭コンジローマ以外の疾患を否定する。梅毒による扁平コンジローマ，悪性腫瘍との鑑別診断を行う。
- 次に，患者が免疫抑制状態になる背景をもっていないか確認をする。ステロイド薬常用，HIV 感染，特発性リンパ球減少症などの状態がないか，血液検査を含めて調べる。免疫抑制状態がない場合は，外科的切除と薬物療法の併用を考慮する
- 外科的切除＋5％イミキモドクリーム：外科的切除後に放置すると，3 カ月で約 30％が再発する。そこで，外科的切除後の補助療法として 5％イミキモドクリーム塗布を行う。確立した治療法ではないが，外科的切除単独，薬物療法単独に抵抗性である場合の 1 つの選択肢である。

4 4価 HPV ワクチンによる予防

- 世界の例：HPV ワクチンのうち 4 価 HPV ワクチン（ガーダシル®）には，HPV16 型，18 型に加えて HPV6 型，11 型に対する予防効果もある。海外の多くの国では，HPV ワクチン接種開始後，たった 3～4 年で尖圭コンジローマの発生率が減少してきた。
- オーストラリアの例：ワクチン接種対象となった 21 歳以下の女性で尖圭コンジローマ罹患者数が 2007 年から減少し始め，2011 年にはほぼ根絶されている（図 10）。さらに約 1 年遅れて男性の罹患者も減少した。男性には HPV ワクチンは接種されていないことから，女性罹患者が減少すれば男性罹患者もこれに追随することがわかった。
- 米国の例：学童女子の接種率が 50％前後の米国，カリフォルニア州でも若年女性の尖圭コンジローマ患者が減少している。尖圭コンジローマに対し，4 価 HPV ワクチンは確実な予防効果を発揮して

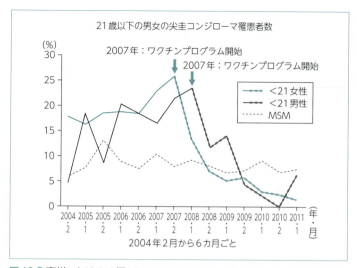

図10●豪州における4価HPVワクチンによる尖圭コンジローマ患者の減少
(Read TRH, et al. Sex Transm Infect 87：544-547, 2011 より)

いることから，世界から撲滅し得る性感染症といえる。

（川名　敬）

One Point Column

HPVワクチン危機

　2011年から国内すべての自治体でHPワクチンによる公的助成が開始し，2013年からは定期接種化された。対象は小学校6年〜高校1年の4学年である。2013年6月からは副反応の再調査のために積極的な勧奨は中止されているが，依然として定期接種であることには変わりはない。HPVワクチンは全世界で副反応によって接種が中止された例はなく，日本国内だけでHPVワクチンの接種が滞れば，近い将来，尖圭コンジローマがまだ撲滅されていない国として世界との差が歴然となってしまうことを危惧している。

B. 疾患別 性感染症診療の実際

❖ウイルス感染症

8 性器伝染性軟属腫

1 概 要

- 性器伝染性軟属腫は伝染性軟属腫ウイルス（molluscum contagiosum virus：MCV）の感染によって発症し，水いぼとも呼ばれ小児に好発するウイルス性皮膚疾患である。
- 感染経路：性的接触により感染することが知られており，ドーム状の腫瘍なのでその外見からしばしば尖圭コンジローマや性器ヘルペスと誤診されやすい。正確な疫学的報告はないが，本疾患の頻度はそれほど多いものではないと考えられる。
- MCV は天然痘ウイルスと同じポックスウイルス科に属し，一部に相同性が知られているが免疫学的な交差はなく，種痘を接種したからといって MCV の感染を免れるわけではない。
- 感染様式：接触感染が主で，発症までの潜伏期は平均 2～3 カ月（2週～6 カ月）と推定されている。主にヒトからヒトへ直接接触感染するが，タオルやバススポンジなどによって間接的に感染することがある。

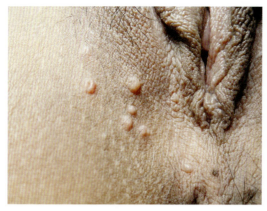

図11 ● 性器伝染性軟属腫
(川名 尚:見て分かる! 読んで納得! 婦人科ウイルス感染症の臨床.
p.235, 2016 より転載)

2 症　状

- 粟粒大ないしは大豆大までの中心臍窩のあるドーム状の腫瘍で，表面は平滑で蝋様光沢がありピンセットで摘むと乳白色の粥状物質が圧出されることが特徴である（図11）。

■ 自家接種

- 自家接種などにより数個あるいは多数集簇性に見られることもある。最初は小さい丘疹で始まり数週間で3〜5 mmに成長し，ときに10〜15 mmにもなる。
- 多くの患者は無症候であるが美容上問題となる。ときに瘙痒感を訴えることがある。好発部位は，外陰部，大腿，鼠径部，殿部，陰毛発生部などである。自家接種により散在性ないしは集簇性にみられることもある。

3 診断

- 中心臍窩のあるドーム状の表面平滑な特徴的な 5 mm 以内の小さい腫瘍で，ピンセットなどで圧出すると乳白色の粥状またはチーズ状の物質が出てくることで診断できることが多い。
- molluscum 小体：ときに病理組織で特徴的な好酸性の molluscum 小体を証明して初めて診断できることもある。
- 鑑別診断：尖圭コンジローマ，扁平疣贅，性器ヘルペス，母斑，表皮囊胞，神経線維腫，汗管腫などがある。
- 確定診断：病原診断法や血清診断法はなく臨床診断が主となるが，ときに病理組織診断も用いられる。

4 治療

- 無治療でも自然治癒する疾患なので必ずしも治療の必要はないが，本疾患は終生免疫が得られず自然治癒までに数カ月からときに数年を要するので，美容上や他者への感染防止の意味もあり，以下のような治療法が行われている。

> ①ピンセットで一つひとつ摘んで取る
> ②40％硝酸銀液，10〜20％グルタールなどの腐蝕剤の塗布
> ③液体窒素による凍結療法や電気メスによる破壊
> ④大きい場合は局所麻酔下の切除やレーザー蒸散

5 予後と感染予防

- 終生免疫は得られず 15〜35％に再発がみられるといわれている。また，再感染も認められている。他人への感染予防のため，肌と肌

が触れ合うことを禁じ，タオルなどは患者専用にする。
- 皮膚の清潔と保湿：本症は乾燥肌のものに多く，白色ワセリンなどの保湿剤だけでも治癒することがあり，入浴後に保湿剤の外用を行い皮膚の清潔と保湿を行うことが勧められている。
- 熱湯消毒：MCV は 50℃で直ちに失活するので，患者の下着や衣類などは熱湯消毒が勧められる。妊娠中に性器伝染性軟属腫を発生しても母子感染はなかったとの報告がある。

〔川名　尚〕

B. 疾患別 性感染症診療の実際

❖真菌・寄生虫感染症

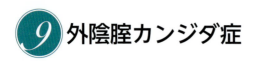

9 外陰腟カンジダ症

1 概 要

- 外陰腟カンジダ症は，酵母様真菌である Candida 属の増殖による真菌症である．その存在だけではカンジダ外陰腟炎とはいえず，症状がなければ治療の必要はない．外陰炎を合併することが多いので，外陰腟カンジダ症（vulvovaginal candidiasis）と呼ばれる．
- Candida albicans や最近増加，難治性化している Candida glabrata，Candida tropicalis などの増殖による真菌症がある．

2 症 状

- 自覚症状として，外陰や腟の瘙痒感，白色帯下の増量，ときに外陰の灼熱感・痛み，性交痛，排尿障害などを訴える（男性は，症状を呈することはほとんどない）．

3 診 断

■所 見

- 外陰部の軽度浮腫，軽度発赤，瘙痒によるひっかき傷，腟内に酒粕

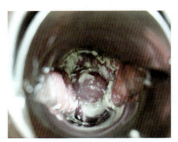

図12● 腟カンジダ症の帯下
酒粕様,カッテージチーズ様帯下
〔吉村和晃先生提供〕

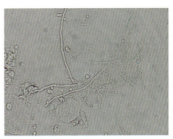

図13● カンジダ生食標本
胞子・菌糸を認める
〔吉村和晃先生提供〕

状・粥状・ヨーグルト状の白色帯下,カッテージチーズ様帯下を認める(図12)。

■ 検 査

- 鏡検:スライドガラス上に滅菌生理食塩液を1滴落とし,腟内容物を混合し,カバーガラスで覆い,顕微鏡で分芽胞子や仮性菌糸を確認する(図13)。
- 簡易培養(水野-高田培地,CA-TG培地,カンジダ培地フジなど)。クロモアガーカンジダ培地で,*C. albicans*(緑)と*C. glabrata*(茶色)の鑑別が可能である。
- 腟内pH:カンジダでは,通常4.5未満を示す。
- 真菌症検査の手順は,原則として菌検査によって診断する。

> **手 順**
>
> 患者を問診し,臨床所見→検体採取(腟・外陰部付着物)→直接鏡検(KOH,染色など)→分離培養(培養)→菌種の同定→確定診断

4 治療：抗真菌薬の選択，投与量・投与期間，経過の見方

■抗菌薬治療

- 治療は連日通院治療が原則で，腟内を洗浄しイミダゾール系抗菌薬の腟錠または腟坐剤を腟円蓋部に挿入する。6回の治療を行って効果を判定し，効果が不十分な場合には追加治療の方法を検討する。
- 通院困難な症例に対しては，週1回投与法を行う。腟内を洗浄し腟錠を腟円蓋部に挿入する。治療効果は連日治療を行う方がやや優れている．
- 外用剤の剤形としては，軟膏，クリーム，液体，ゲルなどがある。その使い分けは軟膏は乾燥している病巣，クリームは中等度の乾燥した病巣から軽症の湿潤した病巣およびゲルは主に湿潤が強い病巣に使用する。
- 局所の清潔と安静の保持，および通気性のよい下着の着用を促すとともに，刺激性の石鹸の使用や本症急性期の性交渉は避け，コラージュフル泡石鹸を使用するように指導する。
- 米国の「Sexually Transmitted Diseases Treatment Guidelines 2014」で経口剤としてフルコナゾール（ジフルカン® カプセル）150 mg が推奨されている。わが国でも，2015年5月26日に外陰・腟カンジダ症に対するフルコナゾール（ジフルカン® カプセル 50 mg）150 mg 単回経口投与が承認された。フルコナゾールは妊婦での使用は避けるべきである。

> **処方例**

外来での処方

①クロトリマゾール（エンペシド®膣錠 100 mg）1回1錠，1日1回，腟内挿入6日間

②ミコナゾール硝酸塩（フロリード®膣坐剤 100 mg）1回1錠，1日1回，腟内挿入6日間

③イソコナゾール硝酸塩（パリナスチン®膣剤 100 mg）1回1錠，1日1回，腟内挿入6日間

④オキシコナゾール硝酸塩（オキナゾール®膣錠 100 mg）1回1錠，1日1回，腟内挿入6日間

通院困難な症例に対しては，週1回投与

①イソコナゾール硝酸塩（パリナスチン®膣錠 300 mg）1回2錠，週1回

②オキシコナゾール硝酸塩（オキナゾール®膣錠 600 mg）1回1錠，週1回

局所塗布剤：外陰炎を併発している場合，腟錠と以下を組み合わせて処方する

①クロトリマゾール（エンペシド®クリーム 1%）1日2〜3回塗布，6日間

②ミコナゾール硝酸塩（フロリードD®クリーム 1%）2〜3回塗布，6日間

③エコナゾール硝酸塩（パラベール®クリーム 1%）1日2〜3回塗布，6日間

④オキシコナゾール硝酸塩 10 mg/1 g（オキナゾール®クリーム 1%）1日2〜3回塗布，6日間

治療効果判定

- 治療を行い，外陰や腟の瘙痒感，白色帯下の増量などの症状が消失したものを治癒とする。

■ パートナーへの検査・治療

- 症状があれば清潔を保ち,抗真菌薬の軟膏,クリームの塗布により治療する。
- 糖尿病,ステロイド投与中が誘因になったり,男女ともに HIV 感染例にカンジダ症の頻度が高い。

■ 再発を繰り返す場合

- 誘因の除去:糖尿病,薬剤(抗菌薬,ステロイド薬,エストロゲン・ゲスターゲン合剤,ニトロイミダゾール薬,制がん薬,免疫抑制薬)の使用。
- 再発例には,C. glabrata が多いとされている。初回治療薬と異なる薬剤に変更する。
- 自己腸管内に存在する Candida 属が外陰部を経て腟内へ侵入する経路から腟内に感染することが報告されている。

> **処方例**
>
> 再発例に対して
> アムホテリシン B (ハリゾン錠®100 mg),1日1回,2〜4日

■ 妊婦の治療

- 妊婦の発症は,産道感染防止のため治療が必要である。新生児の口腔粘膜での感染(鵞口瘡),低出生体重児でのカンジダの全身感染症が起こることがあるので切迫早産症例では治療が必要である。

(岩破一博・北脇　城)

One Point Column

抗真菌薬の薬物動態

一般的な抗真菌薬の PK/PD (薬物動態/薬力学) パラメータでアゾール系薬剤は，AUC (曲線下面積：area under the curve) が大きくなるように設計する必要がある．投与開始後，定常状態になるまでに一定期間かかることから，初回投与量を通常投与量の倍量投与することによって，より早期に定常状態とし，AUC を大きくする負荷投与量という投与法が一般的に用いられることから外陰腟カンジダ症と診断後の治療は，最初の 1 日はクロトリマゾール腟錠 (エンペシド®腟錠) などを 2 錠挿入し，その後 5 日間，毎日，同腟錠などを 1 錠挿入する．また同時にパートナーの陰茎に対する軟膏やクリームの外用剤治療を行う．C. albicans に対して MIC (最小発育阻止濃度：minimal inhibitory concentration) に優れるクロトリマゾールクリーム (エンペシド® クリーム) は，早期に患者の主訴である瘙痒感を取り除く．

One Point Column

経口剤治療方法の一案

外来初診時に培養検査を行い，顕微鏡で分芽胞子や仮性菌糸を確認した場合，C. albicans が多いので，C. albicans に効果があるとされるフルコナゾール®150 mg 単回経口投与を行い，1 週間後に再診し，培養結果を含め効果判定を行う．若い女性など腟錠挿入を拒む場合や再発例などで使用が考慮される．

B. 疾患別 性感染症診療の実際

❖真菌・寄生虫感染症

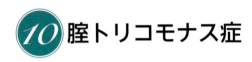

10 腟トリコモナス症

1 概 要

- 腟トリコモナス原虫（*Trichomonas vaginalis*：腟トリコモナス）が原因で、患者の年齢層が幅広く、性交経験のない女性や幼児にも感染者がみられることから、性感染症以外の感染経路も考慮する必要がある。加えて、幼児虐待の可能性もあり得る。
- 尿路、バルトリン腺、スキーン腺などにも定着することがあり、総じて腟トリコモナス症といわれる。

2 症 状

- 約20～50％は無症候性感染であるといわれている。感染から6カ月以内に症候性になるとされる。

3 診 断

■所 見

- 泡沫状で悪臭の強い黄緑色の帯下（図14）を認め、進行すると腟の痛みと瘙痒感、性交困難、性交後出血が出現する。泡沫状帯下の増量、

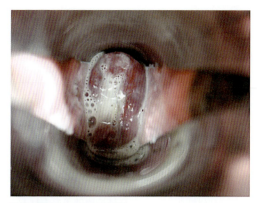

図14● トリコモナス腟炎
白色・黄色で泡沫状の帯下
〔吉村和晃先生提供〕

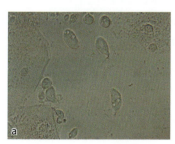
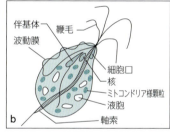

図15● トリコモナス生食標本
a：トリコモナス原虫〔野口靖之先生提供〕　b：トリコモナス原虫〔三鴨廣繁先生提供〕

腟壁の発赤や子宮頸部の溢血性点状出血などがあれば本症を疑う。

■ 検　査

- 外来での一般的な診断法は，採取した腟分泌物をスライドガラス上で生理食塩液1滴と混和し，顕微鏡下でトリコモナスの活動を観察する（図15）。診断感度は約60〜70％である。

- 確認できない場合は，トリコモナス培地で培養する。診断感度は約90％である。臨床的にトリコモナス腟炎を疑うが，検鏡で確認できない場合には培養法を行う。

4 治療

■抗トリコモナス薬治療

- 抗トリコモナス薬（5-ニトロイミダゾール系抗菌薬：メトロニダゾール，チニダゾール）を尿路への感染も考慮して経口薬による全身投与を7～10日間服用し，さらに治療効果を上げるために同時に10～14日間腟錠を挿入する。
- ニトロイミダゾール系抗菌薬は，ニトロ基をもっており発がん性が否定できないので1クールの内服投与は10日間程度にとどめ，追加投与が必要なときは1週間あけて再投与する。
- 服用中の飲酒による腹部の疝痛，嘔吐，潮紅などのアンタビュース様作用が現れることがあるので，投与中および投与後3日間は禁酒するように指導する。
- 使用頻度が比較的少ないチニダゾールであるが，メトロニダゾールと同等の治療成績が報告されている。

> **処方例**
> - メトロニダゾール（フラジール®内服錠250 mg）2錠　分2，10日間
> - チニダゾール（ハイシジン®錠200 mg）2錠　分2，7日間
> - メトロニダゾール（フラジール®腟錠250 mg）1日1錠，腟内挿入10～14日間
> - チニダゾール（ハイシジン®腟錠200 mg）1日1錠，腟内挿入7日間

パートナーにも同時期に同様の治療（内服）を行うのが原則である。
- チニダゾール（ハイシジン®錠500 mg）4錠，単回内服

単回大量投与法

妊婦での治療

- 妊婦の腟内はLactobacillus属が優位で，いわゆる雑菌が少なく，トリコモナスが生息しにくい腟内環境なので妊婦に腟トリコモナス症が少ないと考えられている。妊婦がトリコモナスに感染しても，胎児に影響が出たり，分娩で新生児に感染することはない。
- 抗菌薬の胎児移行性を考慮し，妊娠12週未満の経口薬の服用は避け，腟錠を投与する。
- メトロニダゾール腟錠（フラジール®）は，妊娠第1三半期使用の疫学研究が数多く行われている（メトロニダゾール使用妊婦3,000人以上）。先天異常の発生頻度の増加は認められていない。腟錠は全身循環への吸収がほとんどないので，妊娠時に使用しても胎児への影響はない。
- チニダゾール（ハイシジン®）は，生殖発生毒性試験において催奇形性は認められていない。ヒトにおいても先天異常発生との関連はないとされているが，疫学調査での使用時期は，妊娠第2三半期のものが多く症例数も少ないため，ヒトの催奇形性については十分に評価できない。
- 腟錠は，全身循環への吸収がほとんどなく，妊娠時に使用しても胎児への影響はない。

> **妊婦での処方例**
>
> - メトロニダゾール（フラジール®腟錠 250 mg）1日1錠，腟内挿入6日間
> - チニダゾール（ハイシジン®腟錠 200 mg）1日1錠，腟内挿入6日間

■治療効果判定

- 治癒判定は，自他覚症状の消失をみるとともに，トリコモナスの消失を確認する。
- トリコモナスが月経血中で増殖することがあるため，次回月経後にもトリコモナスの消失を確認する。
- メトロニダゾールの投与で，95％でトリコモナスは消失する。パートナーとの同時治療を行えば効果はさらによい。

■パートナーへの検査・治療

- パートナーとのピンポン感染の防止のため，同時期に同様の内服治療を行う。
- パートナーのトリコモナスの確認は，尿沈渣の検鏡や尿培養を行う。腟トリコモナス症の女性のパートナーの尿培養でのトリコモナスの検出率は10％である。
- トリコモナス検出が困難でパートナーが偽陰性と判定されることがあるため，パートナーは検査せずに治療を開始してよい。

■治療後に検査が陽性になった場合（難治性腟トリコモナス症）

- 治療失敗例の多くは，内服薬を指示通り服用していないか，パートナーからの再感染によると思われる。
- 基本的にはメトロニダゾールの投与を行う。内服薬の腸管からの吸

収率は90％以上であり，静注に切り替えるメリットはない。

> **処方例**
>
> 治療抵抗性の感染
> ①メトロニダゾールからチニダゾールへの変更を試みる
> 治癒できなければ，
> ②メトロニダゾール（フラジール®内服錠250 mg）4錠　分2，7日間内服を考慮（国内では用量外投与）
> 治癒できなければ，培養検査と感受性検査を行う
> ③メトロニダゾール（フラジール®内服錠250 mg）8錠，単回投与を24時間おきに3〜5日間，または腸管アメーバの適応のパロモマイシン硫酸塩（アメパロモ®カプセル250 mg），ドキシサイクリン400 mg 分2/日　7日間投与で治癒した報告があるが，このような治療は，性感染症治療に十分経験がある医師のもとで行われるべきである

（北脇　城）

One Point Column

患者さんへの説明

以下のポイントを患者に説明すると理解されやすい。
- 肉眼で見分けることができない原虫が腟内に入り込み，炎症を起こしていること。
- 性行為による感染が主であるが，下着，タオル，便器，浴槽での感染の可能性もある。性行為の経験がない女性や幼児にも感染することがある。
- 症状は，泡沫状で悪臭の強い帯下の増加，外陰部や腟の強い痒みや痛みがある。
- パートナーの感染率も高いので，2人同時の検査や治療が必要になる。

B. 疾患別 性感染症診療の実際

❖真菌・寄生虫感染症

11 赤痢アメーバ症

1 概 要

■ 基本的事項

- 赤痢アメーバ症は，腸管に寄生する原生生物である *Entamoeba histolytica* の感染により引き起こされる感染症である。
- ヒトには多くの種類のアメーバが感染するが，ヒトに対して病原性を持つアメーバで一般的なのは *Entamoeba histolytica* である。形態学的には，病原性のない *Entamoeba dispar*，*Entamoeba moshkovskii* と区別がつかない。
- *E. histolytica* は生活環の中で囊子（10-20 μm）と栄養体（12-60 μm）の2つの形態をとる（図16）。4つの核を持つ感染性囊子によって汚染された飲食物の摂取や口と肛門が直接接触するような性行為により感染する。
- 体内に入った後は，小腸で脱囊して栄養体になる。栄養体は活発に運動し，蛋白分解酵素により組織を融解し，腸管に潰瘍性病変をつくり，血行性に肝膿瘍を引き起こす。
- 大腸で被囊化された囊子は，便と共に排出され長期間生存し感染性を持つ。栄養体は体外で生存できない。

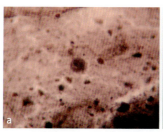
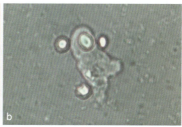

図16● 赤痢アメーバの囊子と栄養体
a：囊子，b：栄養体

〔京都府立医大 臨床検査部　小森敏明氏提供〕

■ 臨床疫学

ⓐ 世界の状況

- 世界中で毎年3,400～5,000万人が E. histolytica に感染し，10万人程度死亡していると見積もられ，E. dispar による感染はその10倍多いとされている。
- 本症は，貧困で衛生環境の悪い熱帯地域で拡がり，南アジア，アフリカ，中南米に患者が集中している。流行地域からの帰国者の急性下痢症のうち赤痢アメーバ症は4％を占める。

ⓑ 日本の状況

- アメーバ赤痢は感染症法5類全数把握疾患で，報告数は年々増加し，2014年では年間1,134例であった。男性が約9割で国内感染例が増加している。
- 男女ともに約半数は感染経路不明であるが，性行為感染が依然として多い。男性と性行為をする男性（MSM）がハイリスクグループとして指摘されてきたが，女性の感染も増えており，MSM以外の集団にも感染が拡大している。
- また知的障害者施設などでの経口感染による集団発生も報告されている。

2 症 状

■無症候性キャリア（病原体保持者）

- *E. histolytica* に感染している患者の90%は無症状である。発症は病原性の他に宿主側の遺伝的感受性，年齢，免疫状態などが影響する。
- 無症状であってもその後に4%の子どもが下痢などの症状が出現し，感染後1年以内に10%の人が発症したという報告がある。感染力のある囊子を便中に排出し，周囲のヒトへ感染を拡大させる。

■腸管アメーバ症

- 主症状は，数週間持続する腹痛，体重減少，水様便もしくは血便である。「イチゴゼリー状」の粘血便の場合もある（図17）。発熱を伴うことは少なく，40%以下とされる。
- 症状は数週間かけてゆっくり出現し，増悪・寛解を数週間程度の周期で繰り返す。全身状態は侵されずに，通常の社会生活を送ることが可能である。
- 稀に急性壊死性腸炎（頻度0.5%以下）を発症し，死亡率40%は超

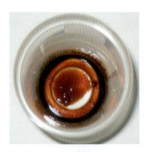

図17●赤痢アメーバ便
〔京都府立医大 臨床検査部　小森敏明氏提供〕

える。
- 中毒性巨大結腸症を起こすこともあり（頻度0.5％程度），先行するステロイド治療と関連があるとされており，ステロイド治療が必要な潰瘍性大腸炎との鑑別が重要である。
- 劇症型のリスクに，妊娠，免疫低下患者，ステロイド治療がある。盲腸や上行結腸に炎症性腫瘤（＝アメーバ腫）を形成して閉塞をきたし，癌と間違われることがある。

■ 腸管外アメーバ症

- *E. histolytica* による腸管外症状では肝膿瘍が最も多く，男女比は10：1と特徴的である。適切な治療により死亡率は1～3％である。
- 肝膿瘍の主な症状は発熱，右季肋部痛，全身倦怠感，肝腫大などで通常2～4週間で進展するが，流行地からの帰国者では，ときに数カ月から数年後に症状が出現するため注意が必要である。
- 10～35％で腸炎症状を伴うが，便検査で *E.histolytica* の嚢子や栄養体は認めないことが多い。
- 検査所見では好酸球増加を伴わない白血球増加，アルカリフォスファターゼの上昇，赤沈の亢進がみられる。
- 肝逸脱酵素（AST/ALT）異常は少なく，軽度上昇程度である。肝膿瘍の検出には腹部エコー検査，腹部CT，MRIが有用である。病変は右葉に単発性に形成されることが多い。病変が横隔膜に近接すると右胸膜痛や右肩の疼痛を認めることがある。
- 合併症として膿胸，腹膜炎，心膜炎がある。7～20％の患者で肝膿瘍が横隔膜を超えて膿胸となる。咳，胸痛，呼吸困難が生じ，細菌性肺炎と間違われる。2～7％の患者では腹膜へ破裂し，ショック症状となる。心膜炎では稀であるが，胸痛，呼吸困難，頻脈をきたし，死亡率が高い。

3 診 断

- 赤痢アメーバ症の診断は，糞便や膿瘍液，腸管粘膜などの組織検体から E. histolytica 自体の存在を証明する。具体的な診断方法については表9参照。

4 治 療

- 赤痢アメーバ症の治療は①病変部位の治療には組織移行性に優れた薬剤を使用し，また②便中への囊子排出を止めるため，体内に吸収されず腸管内で高濃度を保つ薬剤（Luminal agent）を用いる（表10）。
- 以下，各疾患の治療について述べる（表11）。

■大腸炎

- メトロニダゾールが第1選択薬である。アレルギーなどのためメトロニダゾールが使用できない場合にチニダゾールを検討する。中等症の大腸炎であれば，これらのニトロイミダゾール系薬剤の投与で，90％程度効果があるとされる。
- メトロニダゾールはバイオアベイラビリティが100％と非常に高いため消化管の吸収障害がない場合は，内服でも静注と同等の効果が期待できる。また脳脊髄液を含めた体内への組織移行性が良好であることが特徴である。
- 頻度の高い副作用として，食欲不振，嘔気，嘔吐などの消化器症状がある。また稀ではあるが，中枢神経症状や末梢神経障害も報告されている。
- ジスルフィラム様作用があるため，内服中および内服終了後3日

以内のアルコール摂取を控えるよう指導する。禁忌は，過去に本剤による過敏反応を起こした患者，脳・脊髄に器質的疾患のある患者，妊娠3カ月以内の妊婦である。
- 治療効果判定のため，治療終了1~2週間後に糞便検査を行い，アメーバ原虫の陰性化を確認する。
- メトロニダゾールによる治療が奏効した後も，患者の40~60%で嚢子が腸管内に残存するため，上記による治療後に再発予防および残存した嚢子の殺滅を目的として，パロモマイシンによる後療法が推奨されている。
- 消化管出血や中毒性巨大結腸症などを伴う重症の大腸炎の場合は，広域抗菌薬の投与や手術が必要となる。

無症候性キャリアおよび大腸炎治療後の後療法

- 無症候性キャリアにおいて糞便中に嚢子が認められ，*E. histolytica*が確認されれば，周囲への感染を防ぐ観点から，治療対象となる。
- また，メトロニダゾールなどでの治療後では，侵襲性病変再発防止の意味もある。
- 治療にはアミノグリコシド系薬であるパロモマイシンを使用する。腸管から吸収されにくく，腸管内で高濃度を維持し，治療効果は80~90%と高い。
- 副作用として下痢などの消化器症状があるが，腎機能障害にも注意が必要である。

表9● 診断方法

診断方法	特徴	検査名など
顕微鏡検査*	粘血便で栄養型が多くみられる	直接塗抹法，ヨード染色，コーン染色変法
	固形便は囊子を含むことが多い	遠心沈殿法で集卵・集囊子して観察
抗原検査	糞便や膿瘍中の赤痢アメーバ抗原を酵素抗体法で検出する	*E. histolytica* Quick Kit (Alere)
	簡単，迅速で有用	*E. histolytica* II (TECHLAB, Blacksburg, Virginia, USA)
		Triage Micro Parasite Panel キット (Alere)
抗体検査	肝膿瘍の患者で有用，感度はほぼ100％アメーバ腸炎では感度はやや低下する	アメーバスポット IF（シスメックス・ビオメリュー）
遺伝子検査	感度は顕微鏡検査よりもずっと高い。	
培養検査	技術的に困難，費用と労力の点からルーチンには行われず	
大腸内視鏡検査	特徴的な内視鏡所見あり（汚い白苔を伴う円形・不整形の潰瘍，潰瘍の周囲に隆起を伴うタコイボ様所見）潰瘍は盲腸から上行結腸，直腸に好発	

*連続3日間程度の便検査を実施することで検出精度を高めることができる
文献1：国立感染症研究所：病原体検出マニュアル．アメーバ赤痢．http://www.nih.go.jp/niid/images/lab-manual/entamoeva.pdf
文献2：R. Fotedar et al：Laboratory Diagnostic Techniques for Entamoeba Species. Clin Microbiol Rev 20：511-532, 2007

備考	欠点
運動する栄養型を検出するために， • 糞便排出後 1-2 時間以内に鏡検 • 37℃に近い状態で輸送	肝膿瘍では膿瘍腔周囲に赤痢アメーバ原虫が存在することが多いため，膿瘍液からの原虫の検出率は半分程度
遠心沈殿法は他の原虫の嚢子や蠕虫の虫卵も集積される	E. histolytica の栄養体と白血球や他の寄生虫との区別が難しく，鏡検技術により結果が左右され感度が悪い。 非病原性の E. dispar/E. moshkovskii を形態学的に区別できない
イムノクロマト法により約 30 分で検出できる E. dispar との区別が可能	アジ化ナトリウムの濃度が高いため日本での販売なし
サンドイッチELISA法，約2.5時間必要。PCR 法と比較すると，病原体検出する感度はやや劣るものの特異度は同等であると報告されている E. histolytica と E. dispar の区別ができる。	保険収載なし，研究用試薬として使用可能
下痢症の病原体として重要な Giardia lamblia と Cryptosporidium parvum の抗原を同時に検出できる	日本での販売なし E. histolytica と E. dispar の区別がつかない 嚢子とは反応しない
間接蛍光抗体法（固定した虫体を抗原として患者血清中の IgG と反応させた後，蛍光ラベルした二次抗体で反応させ蛍光を観察する）	E. histolytica が流行している地域では過去の感染か現在の感染か厳密に区別することが困難 急性期には抗体が偽陰性を示す可能性あり
検査方法の詳細については文献 1) を参照	
検査方法の詳細については文献 2) を参照	培養後に抗原検査や遺伝子検査が必要
	潰瘍性大腸炎などとの鑑別のため，組織学的な検査が必要

表10 ● アメーバ症の治療

治療対象	治療薬の種類		備考
病変部位の治療	ニトロイミダゾールの誘導体	メトロニダゾール	国内承認薬
		チニダゾール	トリコモナス症の国内承認薬（アメーバ症の治療としては保険適用外）
		オルニダゾール	日本での販売なし
	デヒドロエメチンクロロキン		日本での販売なし
			抗マラリア薬。アメーバ治療は保険適用外
便中への嚢子の排出を止める(Luminal agent)	パロモマイシンジョードキノールジロキサニド		国内承認薬
			日本での販売なし
			日本での販売なし

表11 ● 治療方法

病態	投与量・投与方法	投与期間	備考
大腸炎および肝膿瘍	① 経口：メトロニダゾール（フラジール®内服錠250 mg）1,500 mg～2,250 mg/日，分3	7～10日間	組織移行良好（内服と静注同程度）ジスルフィラム作様用
	② 静注（内服ができない場合）：メトロニダゾール注射薬（アネメトロ®点滴静注液500 mg）：500 mg×8時間毎あるいは初回1,000 mgその後，6時間ごとに500 mg	7日間	
	③ 経口チニダゾール（チニダゾール®錠200 mg/500 mg）1,200 mg～2,000 mg/日，分3	7日間	保険適用外
便中無症候性キャリアおよび後療法（嚢子の治療）	①パロモマイシン（アメパロモ®カプセル250 mg）1,500 mg/日，分3	10日間	

■ アメーバ性肝膿瘍

- メトロニダゾールが第一選択である。膿瘍からのドレナージは原則不要である。以下の場合は膿瘍穿刺による排膿を考慮する。穿刺後十分な排膿が得られれば、カテーテル留置の必要性はない。

  - 5〜7日間薬物治療をしても、季肋部痛、発熱などの症状が持続する場合
  - 膿瘍が破裂する危険性が高い場合
  - 膿瘍が大きく（8〜10 cm以上）、薬物療法のみでは症状改善に長期を要すると予想される場合
  - 膿瘍が肝左葉に存在し、心臓、心膜への波及が懸念される場合

- 画像上での膿瘍の消失は数カ月から数年を要することから、治療効果判定には適さない。メトロニダゾールによる急性期の治療が終了した後に、パロモマイシンによる後療法が推奨されている。

(藤田直久・藤友結実子)

B. 疾患別 性感染症診療の実際

❖真菌・寄生虫感染症

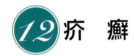

12 疥　癬

1 概　要

- 疥癬は，ヒゼンダニ（疥癬虫，*Sarcoptes scabiei*）が，皮膚の角皮層に寄生し，全身性に激しい皮膚瘙痒感をきたす皮膚感染症である。
- ヒゼンダニ：体長が 400 μm 程度の卵形を呈し，肉眼で確認することは難しい。成虫はヒトの皮膚角質層内にトンネル（疥癬トンネル）を掘って潜み，その場で交尾して産卵する。
- 通常疥癬と角化型疥癬：臨床症状より通常疥癬と角化型疥癬（痂皮型疥癬）の 2 つに大別される。通常疥癬によるヒゼンダニの寄生数は，数十匹程度だが，角化型疥癬では，約 100～200 万匹が寄生し，ステロイド薬や免疫抑制薬が使用されている症例に発症することが多い。
- 感染経路：ヒゼンダニは乾燥に弱く，皮膚から離れると 2～3 時間ほどで死滅するため，短時間の皮膚の接触で罹患する頻度は低いが，性交渉など濃厚な皮膚接触やリネンの共有により，ヒトからヒトへ感染する。角化型疥癬では，患者から脱落した皮膚角質にヒゼンダニが存在するため，落屑を介して間接的に感染して集団感染を引き起こすことがある。

2 症 状

- 主症状は皮疹と皮膚瘙痒感であるが，通常疥癬と角化型疥癬で異なる。
- 通常疥癬：疥癬トンネル（彎曲した隆起性茶色調線状疹）を手関節，手掌，指間に認める。また，疥癬トンネルは，ヒゼンダニの産卵の場であるため虫体や虫卵が確認される。強い瘙痒感を伴う紅斑性丘疹や結節を認め，夜間に瘙痒感が悪化するため不眠を訴えることがある。丘疹は，虫体や糞に対するアレルギー反応と考えられている。
- 紅斑性丘疹は，2~5 mm の赤い小丘疹を呈し，臍部周囲の腹部，胸部，腋窩，太腿の内側に認める。結節は，小豆大，赤褐色を呈し，外陰部，腋窩，殿部に出現することが多い。
- 角化型疥癬：角化型疥癬の皮疹は，灰色から黄色の鱗屑や痂皮が手，足，殿部，爪（爪疥癬）にみられ，さらに落屑を認める。鱗屑，痂皮，落屑には，桁違いに多数のヒゼンダニが含まれており，疥癬の重症型である。

3 診 断

- 強い瘙痒感と特徴的な皮疹を認めた場合は疥癬を疑う。疥癬トンネルの先端または丘疹をメス刃などで擦過して組織を採取する。顕微鏡（100倍）で拡大し，虫体や虫卵が確認されれば確定診断となるが，検出率は 10~70% と報告されている。一方，角化型疥癬は，鱗屑や痂皮に無数のヒゼンダニが存在するため，顕微鏡で容易に確認可能である。

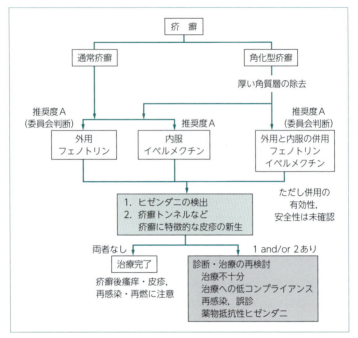

図18 ● 疥癬治療のアルゴリズム
推奨度Aの治療のみを記載した。各薬剤の使用法は本文参照。他の抗疥癬薬の使用を妨げるものではない
〔疥癬診療ガイドライン 第3版，日皮会誌 125：2023-2048, 2015〕

4 治療

- 治療は，ヒゼンダニが検出された患者，特徴的な皮膚症状を認める疥癬患者，その接触者を対象に行う。
- 図18に疥癬治療のアルゴリズムを示す。フェノトリンローション，イベルメクチン，イオウ外用薬が保険適用になっている（表12）。重症例である角化型疥癬に対しては，フェノトリンローションとイ

表12 ● 疥癬の治療薬

フェノトリンローション (スミスリン® ローション5%)	通常，1週間隔で，1回1本 (30 g) を頸部以下 (頸部から足底まで) の皮膚に塗布し，塗布後12時間以上経過した後に入浴，シャワーなどで洗浄，除去する。ヒゼンダニを確実に駆除 (本剤には殺卵作用がない) するため，少なくとも2回の塗布を行うこと
イベルメクチン (ストロメクトール®錠3 mg)	イベルメクチンとして体重1 kg当たり約200 μgを，空腹時に水のみで1回経口投与する*

*患者体重ごとの1回当たりの投与量：15〜24 kg 1錠，25〜35 kg 2錠，36〜50 kg 3錠，51〜65 kg 4錠，66〜79 kg 5錠，≧80 約200 μg/kg

ベルメクチンの併用が可能になった (図18)。瘙痒感に対しては，抗ヒスタミン薬の内服を使用する。

- 治癒確認は，治療終了後に1週間隔で2回連続して，皮疹からヒゼンダニが検出されなければ治癒とする。さらに，治癒確認後1〜数カ月は，再燃に対する経過観察を行う。
- 通常疥癬は，皮膚の濃厚直接接触がなければ感染リスクは低いが，角化型疥癬は，落屑を介して間接的に感染することがあり，接触者は予防治療を考慮する。
- 臨床経過や皮膚症状から疥癬を疑う症例があれば皮膚科にコンサルトし，診断後は，速やかに治療を開始して感染対策を行う。

(野口靖之)

One Point Column

疥癬に対する感染管理

病棟など集団施設において疥癬患者が発症した場合は，ほかに感染患者がいないか調べる。施設内に複数の疥癬症例を認めた場合は，感染源となる角化型疥癬患者の有無を調査し，特定したら個室管理を検討する。

B. 疾患別 性感染症診療の実際

❖真菌・寄生虫感染症

13 ケジラミ症

1 概 要

- ケジラミ症は陰毛を中心とした体毛に寄生する吸血性昆虫で，主に性行為に伴う陰毛の接触によって感染する性感染症である。性行為以外に，毛布やタオルなどを介して間接的に感染することもある。
- 1970年代中頃から急激に増え，いったん減少したが，1990年代中頃から再度増え始めている。

2 症 状

- 陰部の瘙痒のみで，皮疹を欠くのが特徴である。瘙痒は，感染1～2カ月後から出現することが多い。

3 診 断

- 陰部の瘙痒を主訴として受診した場合，ケジラミ症を疑う。

■所 見
- 陰毛基部に付着する褐色を帯びた白色物や産みつけられた卵。

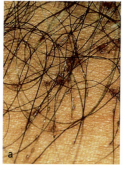
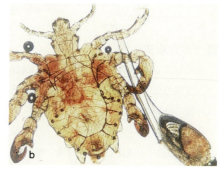

図19 ● ケジラミ
a：ケジラミの糞便：ヒトに寄生して血液を養分とするので，茶色い粉を寄生部に確認できる　b：ケジラミ全身像と陰毛に産みつけられたケジラミの卵

■ 検　査

- 拡大鏡で，陰毛基部に付着する褐色を帯びた白色物を，先の細い摂子でつまむと，脚を動かすのが観察される。スライドガラスに載せて，鏡検し，虫体を確認する。陰毛に産みつけられた卵を鏡検して診断する（図19）。
- 下着にケジラミが排泄する血糞による黒色点状の染みがつくのも参考となる。
- dermoscopy がケジラミの診断にも用いられ，迅速・確実な診断が可能となった。

4 治　療

- 剃毛を行う。陰毛を剃ることで成虫，幼虫の生息の場を奪うことになり，陰毛に固着した卵を除去できるので極めて有効である。
- 陰毛以外の体の短毛や，腋毛，頭髪，眉毛などにも寄生する場合が

あるので，これら寄生部位の治療を怠ると，完治しないので注意を要する。

■一般市販薬

①ピレスロイド系の殺虫剤である0.4%フェノトリンパウダー（スミスリン® パウダー）を約2g陰毛部などに撒布して1〜2時間後に洗い落とす。

②0.4%フェノトリンシャンプー（スミスリン® シャンプー）3〜5mL陰毛に用い5分後に洗い落とす。

卵には効果が弱いため，卵の孵化サイクルに合わせて何回か繰り返し治療する必要がある。卵の孵化期間は，1週間前後のため，3〜4日ごとに3〜4回繰り返し使用する。

> **処方1：鎮痒薬**
> クロタミトン（オイラックス® クリーム10%）適量/日　塗布
>
> **処方2：抗ヒスタミン薬**
> ジフェンヒドラミン（レスタミンコーワ® クリーム1%）適量/日　塗布
> ※抗アレルギー薬や抗ヒスタミン薬を必要に応じて処方する

■治療効果判定

- 治療判定には，寄生虫体がないことを確認する。
- 毛の基部近くに産みつけられた卵を採取し鏡検する。抜け殻は一目瞭然であるが，孵化前の卵だと判断に苦慮することがある。生卵では内容が充実しているが，死卵では中空であることが目安となる。
- 卵は，セメント様物質で毛に固着されており，抜け殻になっても，長い間，陰毛に残るので，これを見て未治癒とされ，治癒判定を誤ることがある。

■パートナーへの検査・治療

- 発症の多くは，感染1〜2カ月が多いので，1〜2カ月前に性交渉

があった相手のケジラミ寄生の有無を調べる。性行為以外の感染もあり，親子感染もあるので，家族単位で一斉に治療する。

(岩破一博)

One Point Column

他の性感染症との合併，治療について

　ケジラミ症と同時に他の性感染症に感染していることも多いので，梅毒やHIV（エイズなど）の検査を行うことが必要である。
　治療での問題点は，わが国で使用できる薬剤がピレスロイド系殺虫剤の2剤しかなく，しかも市販薬であることである。さらにアタマケジラミにピレスロイド系の耐性が増加しているので，医療用として使用できる薬剤の開発は急務である。

コラム・話題

ジカウイルス病と先天性ジカウイルス感染症

■ パンデミック

2015年の秋,ブラジルでジカウイルス病のパンデミックが起こった。その時期に一致して先天性ジカウイルス感染症による小頭症が多発し,世界中で注目された。

厚生労働省は2016年2月,ジカウイルス感染症を4類感染症に指定し,病型分類をジカウイルス病と先天性ジカウイルス感染症に分けた。

蚊媒介感染症を引き起こす *Flavivirus* (フラビウイルス) 属による感染症としては,デング熱,黄熱が有名であるが,同じフラビウイルスのジカウイルスも類似の症状を呈する。顕性のジカウイルス病では38℃を超えない発熱,結膜炎,発疹,関節炎を呈するが,80%は不顕性感染とも言われている。ネッタイシマカもしくはヒトスジシマカが媒介蚊であるが,ヒトスジシマカは日本の本州以南には生息している。この蚊は,早朝,日中,日没前後に屋外で吸血する習性がある。

■ 海外の流行

現時点では,輸入感染症のレベルで国外からの持ち込み感染者のみであり,国内感染例はまだ出ていない。しかし,東南アジア地域(ベトナム,タイ,カンボジア,インドネシア,フィリピンなど)は,既にジカウイルスの流行地域に指定されていることから,早晩日本国内に持ち込まれる可能性がある。現時点では,抗ウイルス薬もワクチンもない(ワクチンは開発中である)。タヒチなどのポリネシア地域で

2013年4月から起きたジカウイルスのパンデミックでは全国民の約70%が感染した。

ポリネシア地域では、このパンデミックの後、半年して小頭症が多発した。いずれも妊娠初期に母体がジカウイルス病に罹患していた。ポリネシア地域のデータから算定すると、妊娠初期の妊婦がジカウイルスに感染すると、その約1%の児に小頭症が発生する。

リオデジャネイロの調査では、パンデミックの時期に発疹を伴う熱発をした妊婦を後方視的に調べたところ、約80%がジカウイルスに感染し、そのうち約30%に胎児超音波検査の異常が指摘されたが、そのすべてが先天性ジカウイルス感染症とはいえない。正確な胎内感染率はまだ不明であるが、上述のポリネシアのコホートでは、小頭症の頻度は必ずしも高いとはいえないようである。

■先天性ジカウイルス感染症

ジカウイルスに感染した妊婦の胎児超音波を詳細に解析したところ、先天性ジカウイルス感染症の所見として、小頭症（71%が-3SD以下）、先天性内反足（14%）、先天性関節拘縮（11%）、網膜異常（18%）などを認めた。半数で神経学的検査異常（49%）、全例で神経画像検査異常を認めている。先天性ジカウイルス感染症児の剖検所見から、ジカウイルスが胎児（未熟な）神経細胞、神経幹細胞に細胞傷害を伴う感染を起こし、大脳皮質などの形成不全を起こしていることがわかった。さらに、胎盤への感染とそこでのウイルス増殖が起こっていることもわかった。先天性ジカウイルス感染症児の治療は、対症療法のみであり、予後も全く不明である。最近の米国からの報告では、ジカウイルス感染が検査上疑われた妊婦の6%に胎児もしくは新生児の先天異常があるという。先天異常の発生率は、妊婦のジカウイルス病の症状の有無と関係はなかった。

■ 流行地への渡航回避と性行為感染

このような危機的状況からWHO，米国疾病管理予防センター(CDC) は，妊娠中の女性はジカウイルスの流行地域への渡航は避けるよう求めている。また，ジカウイルス流行地域への渡航歴がある男女に対しては，妊娠を避けるように勧告を出している。というのも，ジカウイルス病を発症した男性の精液中にジカウイルスが分離されているためで（6カ月間ウイルス陽性というデータがある），性行為感染によって，男性から女性へジカウイルスが感染することが知られている（女性から男性への性行為感染の報告もある）。ジカウイルス病を発症した男女は6カ月間のコンドーム使用もしくは性行為禁止，ジカウイルス流行地域への渡航歴がある男女は8週間のコンドーム使用もしくは性行為禁止を勧告している。

■ ジカウイルス病の検査と診断

ジカウイルス感染の診断は，血清抗体検査，血中PCRによるRNA検査がある。いずれも国立感染症研究所もしくは地方衛生研究所で行うため，ジカウイルス病の疑いがある場合は，保健所に届け出（4類感染症なので届出が必要）をして行政検査として検査を実施する。

一方，妊婦については，以下の2つをともに満たしている妊婦が行政検査の対象となっている〔蚊媒介感染症の診療ガイドライン（第4版），2016年12月作成〕。

①妊婦にジカウイルス病の所見がある，もしくは，胎児に先天性ジカウイルス感染症の所見（小頭症，頭蓋内石灰化）がある
②妊娠8週前以降または妊娠中に流行地域への渡航歴がある，もしくは，流行地域への渡航歴がある男性（帰国後6カ月，ジカウイルス病の診断の有無は問わない）と妊娠8週前以降または妊娠中にコンドームを未使用で性行為を行った

今後，もし国内でパンデミックが起こったら，渡航歴を問わずジカウイルス感染症の検査を行う必要が出てくると思われる。

■ ジカウイルス病感染の予防

ヒトスジシマカが生息している時期に，妊婦が公園などへの外出する場合は，防蚊対策をしっかり行うことを指導しておく。すなわち，国内で市販されている12％以下の忌避剤（ディート；DEET）含有のスプレーなどは妊婦への使用が可能であることを伝え，外出する際には使用を勧める。

(川名　敬)

chapter 2

各論 C

周産期感染症の管理
―母子感染対策―

C. 周産期感染症の管理―母子感染対策―

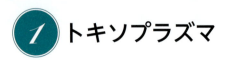

1 トキソプラズマ

1 概　要

- 母体が妊娠中にトキソプラズマに初感染すると，約30％に胎内感染を生じ，重症の場合には流産・死産を引き起こす．胎内感染児の約10％が顕性感染児（水頭症，瘢痕性網脈絡膜炎など）として出生するが，90％は不顕性感染児で症状を認めず診断は困難である．
- 年間約10例のトキソプラズマ顕性感染児が出生していると推計されているが，約90例は不顕性感染児として出生していることになる．不顕性感染児も成人するまでに網脈絡膜炎を発症することがあるので，先天感染児の診断と治療は重要である．

2 妊婦スクリーニング法

- トキソプラズマの妊婦スクリーニングは，現在表1のように3つの方法に分けられる．それぞれの長所と短所を考慮し施設の判断で選択する．理想は，トキソプラズマIgM抗体・同IgG抗体の両者を測定する方法であるが，費用が倍かかることが欠点となる．トキソプラズマIgG抗体の測定により，陰性者に感染予防を啓発する効果が期待できる．

表1● 各妊婦スクリーニング方法の特徴

測定法	長　所	短　所
トキソプラズマ IgG 抗体	陰性妊婦を抽出し，感染予防法を指導可能。安価	IgG 抗体（+）に IgM 抗体を測定するので1週間余計にかかる
トキソプラズマ IgG 抗体・IgM 抗体同時測定	真の IgM 抗体（+）を最速で抽出。偽陽性を抽出可能	高価（93％は不要）
トキソプラズマ IgM 抗体	IgM 抗体（+）を最速で抽出。最安価	未感染妊婦を抽出不能。偽陽性の存在

いずれの方法でも，妊娠14週頃までに IgM 抗体の結果を知らせる

- スクリーニング非施行妊婦から，有意に先天性感染児が出生しているので，妊婦治療が可能であるトキソプラズマのスクリーニングは有用である。非施行施設では，感染予防の啓発を確実に行う必要がある。
- 最初にトキソプラズマ IgG 抗体を測定する妊婦スクリーニング法のフローチャートを図1に示す。

One Point Column

トキソプラズマ IgM 抗体陽性の意味

　「妊娠中の初感染の可能性が高い」と説明するのではなく，「妊娠中の初感染を除外できない」，あるいは「妊娠中の初感染の可能性がある」と患者さんには説明しよう。トキソプラズマ IgM 抗体の陽性期間は，小島は初感染時期が診断できた妊婦で4カ月〜10年間以上にわたる。平均値は約2年間と推定する。例えば，妊娠12週にトキソプラズマ IgM 抗体（+）と判明した場合，胎内感染が成立するのが妊娠2週以降であり，感染後トキソプラズマ IgM 抗体（+）となるまで1週間かかることから，妊娠中の初感染率＝（12−1−2）週/104週＝8.7％となり，初感染の可能性が高いとはいえないであろう。

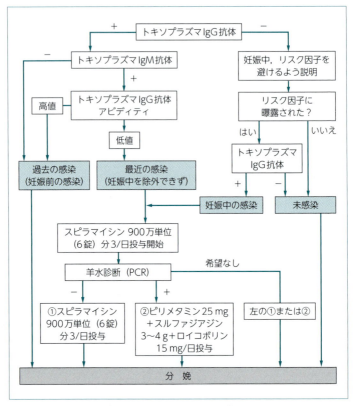

図1● 妊婦のトキソプラズマ抗体スクリーニング法

トキソプラズマ IgM 抗体の偽陽性

- 2014年3月でトキソプラズマ抗体(PHA法)が廃止となり,多くの施設でスクリーニング法の改変を余儀なくされた。従来,稀であったトキソプラズマ IgG 抗体(−)かつ同 IgM 抗体(+)の測定結果が報告されるようになった。これらの多くはトキソプラズマ IgM 抗体の偽陽性で未感染である。

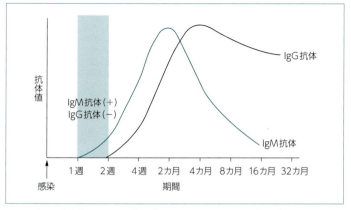

図2● 経口感染後のトキソプラズマIgM抗体，トキソプラズマIgG抗体の経時推移

- 図2のように経口初感染後7～14日目頃の間はこの測定結果を示すため2週以降に再検査し，トキソプラズマIgG抗体が（+）となった場合は初感染と診断する。

■ トキソプラズマIgG抗体のアビディティ値

- 現在トキソプラズマIgG抗体のアビディティは，大手の臨床検査センター（SRL，BML，LSI，第一岸本，保健科学研究所，ファルコ，江東微生物研究所，SMS，メディックなど）で受託しているが，判定基準は必ずしも明確ではない。ほかに複数の研究機関などで独自に測定を行っている。これらの測定方法は標準化されておらず，検査センターごとに判定基準を確認する必要がある。
- アビディティ測定の原理（図3），感染後期間とアビディティ値の関係（小島）（図4），アビディティ値の解釈（小島）（表2）をそれぞれ示す。エスアールエルとBMLのアビディティ値の定義は，それ

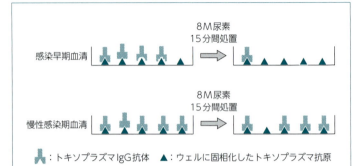

感染早期血清では，IgG抗体は種々の抗原結合部位（パラトープ）からなり，慢性感染期では抗原特異的なIgG抗体の割合が増加する。ELISA法にて抗原抗体反応後，蛋白変性剤である尿素を反応させると抗原結合力の弱い抗体はウェル壁の抗原から解離してしまう。例えばこの模式図の上段の感染早期血清のアビディティインデックスは25％（1/4），下段は80％（4/5）となる

図3● アビディティ測定原理

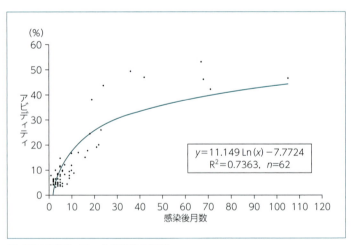

図4● アビディティの感染後の推移

表2 ● トキソプラズマ IgG 抗体のアビディティ値の解釈（小島）

アビディティインデックス	感染状態の解釈
10％未満	急性感染状態（初感染後1年以内が多く，うち4カ月以内が約50％）の可能性が高い
10〜20％未満	判定保留
20％以上	慢性感染状態（4カ月以上前の初感染）

この基準値はプラテリア トキソ IgG を使用し，変性剤として8M尿素で15分処理した条件のもとで作成した

それぞれ高値が≧0.5，≧50％，低値が＜0.4，＜40％，判定保留が両値の間となる。

- アビディティ値（アビディティインデックス）は比率で無名数であるので，混乱を避けるため％表示を推奨しているが，検査センターによっては無名数で表示しているので注意が必要である。

One Point Column

既に出生している同胞の先天性感染の除外が必要

トキソプラズマ IgM 抗体陽性妊婦の既に出生している同胞203例中31例（15.3％）がトキソプラズマ IgG 抗体陽性で既感染であった。妊婦のアビディティ値から初感染時期がその同胞の年齢とほぼ一致し，その同胞の妊娠中の初感染の可能性が高く，先天性感染と診断できた。31例中，最年長の8歳と5歳の児に瘢痕性網膜炎を認めた。

同胞妊娠中に，妊婦が①トキソプラズマスクリーニング未施行例，②トキソプラズマ IgG 抗体陰性例，③トキソプラズマ IgG 抗体陽性例でもトキソプラズマ IgM 抗体陰性が確認されていない例のいずれかの場合，同胞の先天性感染の除外が必要であり，同胞のトキソプラズマ IgG 抗体の測定を勧める。

3 治療法

- 2018年9月に先天性トキソプラズマ症の発症抑制を効能効果とし保険収載されたスピラマイシンが本邦で発売された。それまでは抗トキソプラズマ原虫剤として保険収載された薬剤はなく、やむを得ずアセチルスピラマイシンを使用していたが、今後は保険収載されたスピラマイシンを使用する。妊婦のトキソプラズマ治療薬を表3に示す。
- ピリメタミンは催奇形性があるため妊娠16週から分娩まで投与し、スルファジアジンは新生児核黄疸のリスクがあるため27週までの投与とする。副作用として、ピリメタミンはスティーブンス・ジョンソン症候群、不整脈、スルファジアジンは尿路結石の出現に厳重に注意する。

表3● トキソプラズマ治療薬と投与法

治療薬	投与法
スピラマイシン錠	150万単位 900万単位（6錠）分3
スルファジアジン500 mg錠 および ピリメタミン25 mg錠 および ロイコボリン5 mg錠	初めの2日間 150 mg/kg/日分2（最大4 g/日）、3日目以降 100 mg/kg/日分2（最大4 g/日）
	初めの2日間 100 mg 分2、3日目以降 50 mg 分1
	15 mg 分3

スピラマイシンが投与できない場合、保険適用外であることの説明と同意を得てアセチルスピラマイシン（1,200〜2,000 mg 分4、連日）を使用する。
スルファジアジンとピリメタミンは日本医療研究開発機構 新興・再興感染症に対する革新的医薬品等開発推進研究事業「わが国における熱帯病・寄生虫症の最適な診断治療体制の構築」（国立国際医療研究センター：03-3202-7181「熱帯病担当者」）に連絡し、入手する。

4 出生児の検査と管理法

- 出生児の①臍帯血トキソプラズマ IgM 抗体陽性，②トキソプラズマ IgG 抗体の臍帯血/母体血≧4，③先天性感染症状（水頭症，脈絡網膜炎）のいずれか1つ以上あれば先天感染ありと診断できるが，非常に稀である。しかし，いずれも認めなくても，出生時点で先天性感染なしとは診断できない。先天性感染例で臍帯血トキソプラズマ IgM 抗体が陽性となるのは 25％といわれている。最終的には，1歳でのトキソプラズマ IgG 抗体が陰性となれば，先天性感染な

One Point Column

羊水 PCR 法について

某研究機関で PCR を施行し B1 遺伝子陽性，SAG1 遺伝子陰性で先天性感染ありと診断された 4 症例を 1 歳まで管理したところ，先天性感染なしと診断できた。また，羊水診断でも同様の 2 例の羊水を米国にて測定して陰性の結果を得た。この結果をふまえ，PCR で判定保留と判定された場合，陽性と診断せず，アビディティ値・臨床経過も含めて診断するか，他施設での PCR 検査が望ましい。

One Point Column

アビディティ高値の母体から出生した児の管理

妊婦スクリーニングでトキソプラズマ IgM 抗体陽性の妊婦を前方視的に管理した結果，先天性感染例の頻度は高くなかった（2 例/2,000 例）（小島）。この 2 例は母体のアビディティが低値と判定保留域であった。アビディティ高値の母体から出生した児で先天性感染はこれまでになく，非常に稀であろう。また，妊婦健診で胎児の水頭症などは容易に確認できるので，アビディティ高値母体から出生した児に頭部 CT 撮影は一般に不要である。

しと診断できる。1歳でのトキソプラズマ IgG 抗体が陰性であれば，頭部 CT 撮影や眼底検査は不要である。
- なお，国立研究開発法人日本医療開発機構（AMED）成育疾患克服等総合研究事業「トキソプラズマ妊婦管理マニュアル」(http://cmvtoxo.umin.jp/doc/manual_03.pdf, 2018年10月1日第3版)を参照する。

〈小島俊行〉

C. 周産期感染症の管理—母子感染対策—

2 サイトメガロウイルス

1 概要

- 通常，幼児期にサイトメガロウイルス (cytomegalovirus：CMV) に感染し，ほとんどが不顕性感染の形で生涯に渡り持続感染する。感染経路として母乳，小児の唾液や尿のほか，輸血を介した感染ある。
- 感染細胞は巨細胞となり，フクロウの目 (owls eye) のような核内封入体を形成する特徴がある。
- 肝機能障害，肺炎，単核球症など症状を呈するのは先天性感染児，未熟児，移植後，HIV 感染や免疫不全の患者で，一般的に後遺症を残すのは先天性感染児だけである。

2 母子感染

- CMV IgG 陰性の妊婦は 1～2％が妊娠中に初感染を起こし，その約 40％が胎児感染にいたる (図 5)。胎児感染の 80％は無症候性で，20％が症候性の先天性 CMV 感染児として出生する。主な症状は，胎児発育不全，肝脾腫，小頭症，頭蓋内石灰化，脳室拡大や胸腹水である。
- 先天性症候性感染児の 90％に，無症候性児の 10～15％に精神発

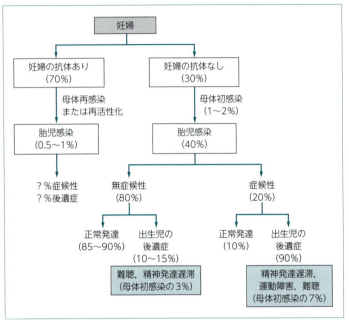

図5●サイトメガロウイルスの母子感染と出生児の後遺症リスク

達遅滞，運動障害，難聴などの後遺症が残る。
- 妊娠前からCMV IgG陽性（既往／持続感染）の妊婦の0.5〜1%が，ウイルス再感染や再活性化によって先天性感染を引き起こす。
- わが国における先天性CMV感染の発生頻度は，新生児300人に1人であり，毎年およそ1,000人の乳幼児が神経学的な後遺症をきたす。

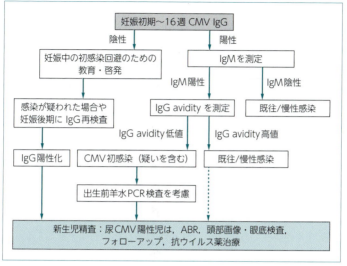

図6 ● サイトメガロウイルスの妊婦スクリーニング法

3 妊婦スクリーニング

- 全妊婦に対する CMV スクリーニングの有用性は証明されていない。例として，初感染予防とハイリスク妊娠をみつける目的のスクリーニング法を図6に示す。妊娠初期に CMV IgG 検査を行う。IgG 陰性者には妊娠中の初感染を予防するために，小児の唾液や尿との接触を避けるよう教育し啓発する（表4）。CMV IgG 陰性者は妊娠後期に IgG を再検査し，陽性化すれば初感染と診断する。

- IgG 陽性者に IgM 検査を行い，IgM 陽性で IgG avidity や胎児超音波検査を行う。IgM 陽性妊婦で脳室拡大，肝脾腫，胸腹水，小頭症，頭蓋内石灰化など特徴的な胎児超音波異常があれば，胎児感染が存在する確率は6割と高い。

表 4 ● 感染予防のための妊婦の教育と啓発

サイトメガロウイルスを含んでいる可能性のある小児の唾液や尿との接触を妊娠中はなるべく避けましょう

- 以下の行為の後には,頻回に石けんと水で 15~20 秒間は手洗いをしましょう
  おむつ交換
  子どもに食事を与える
  子どものハナやヨダレを拭く
  子どものおもちゃを触る
- 子どもと食べ物,飲み物,食器を共有しない
- おしゃぶりを口にしない
- 歯ブラシを共有しない
- 唾液が付着している可能性があるため,口や頬にキスをしない
- 玩具,カウンターや唾液・尿と触れそうな場所を清潔に保つ

- IgM 陽性者の約 3 割が最近の初感染で,それ以外は persistent IgM や偽陽性である。IgG avidity 検査は感染時期を推定するために用いられる。Avidity とは,IgG と抗原の結合力を表し,感染の時間経過に伴い avidity index(AI)は上昇する。CMV IgM 陽性妊婦で IgG AI が低値(<30~40%)のときは,2~4 カ月以内の初感染の可能性がある。

- わが国では妊婦の 7 割が IgG 陽性,その 4~5% が IgM 陽性で初感染疑いとなる(妊婦の 3~4%)。この 3 割は AI 低値で初感染が強く疑われる(妊婦の 1~1.5%)。一方,妊婦の 3 割が IgG 陰性で,その 1~2% は妊娠後期に IgG が陽性化し初感染が確定する(妊婦の約 0.5%)。すなわち,妊娠中の CMV 初感染が確定,ないし強く疑われるのは,妊婦全体の 1.5~2% と推計される。

- IgG avidity 検査は,初感染妊婦を IgM 陽性者の 3 割に絞り込むために有用であるが,まだ保険収載はなく必須な検査とはいえない。

- CMV IgM 陽性妊婦に胎児超音波異常や AI 低値があって不安が強いとき,羊水 PCR 検査による出生前診断も考慮する。

- ただし,妊娠 22 週未満の検査では,偽陰性(羊水 PCR 陰性で先

天性感染あり）があることに注意をする。

4 先天性感染児の診断

- 先天性 CMV 感染の確定診断は，出生直後の新生児の尿から等温核酸増幅法（Smart Amp 法）で CMV を検出（保険適用あり）することで行う。尿の方が血液より感度は高い。
- 生後 3 週間を超えると，先天性感染と後天性感染の区別が困難となるため，先天性感染が疑われた場合には生後 3 週以内の尿で検査を行う。
- 保険適用のある CMV IgM ないし CMV 抗原血症（CMV pp65 抗原検出，C7-HRP 法）の検査は，尿 PCR 検査より感度が低く，先天性感染児の約半数で陰性となる。
- 症候性と無症候性の鑑別のため，血算，生化学，CMV IgG・IgM，CMV 抗原血症，脳画像（頭部超音波，CT，MRI），聴覚（聴性脳幹反応），眼底検査などの精査を行う。

5 症候性の先天性感染児に対する抗ウイルス薬治療

- 症候性感染児の 90％が後遺症を残すため，症候性感染児には抗ウイルス薬治療を考慮する。ただし，保険適用はない。無症候性感染児であってもフォローアップ中に，発達・聴覚検査で異常が出現した場合は，早期療育および抗ウイルス薬治療を考慮する。
- 症候性感染症児の無作為二重盲検試験（2003 年）によって，ガンシクロビル（ganciclovir：GCV）静脈内 6 週間投与の難聴改善や精神発達の効果が報告されて以降，わが国でも症候性感染症児への抗ウイルス薬治療例が増えた。

表5● 先天性症候性サイトメガロウイルス（CMV）感染症に対する抗ウイルス治療プロトコール，2010

対象
症候性先天性 CMV 感染児で，(1) 治療開始時点で原則として生後 30 日以内，(2) 治療開始時点の体重が 1,200 g 以上，(3) 治療開始時点での修正在胎週数 32 週以上。除外項目：(1) バルガンシクロビル（VGCV）の投与に関しては，薬物の吸収に支障をきたすような消化管障害の存在または既往（例えば壊死性腸炎），(2) クレアチニン＞1.5 mg/mL またはクレアチニンクリアランス＜10 mL/min/1.73 m^2，(3) VGCV またはガンシクロビル（GCV）による治療の実施が困難となるような他の重症疾患を有する場合

治療薬
VGCV 経口投与 16 mg/kg/回×2 回/日×6 週間 または GCV 点滴静注 6 mg/kg/回×2 回/日×6 週間

効果判定および副作用評価
1) 一般血液検査：血算，肝機能，腎機能，尿酸などの項目を定期的に検査する 2) ウイルス量：全血や尿検体を用いて real-time PCR 法で定量モニタリングする 3) GCV 血中濃度：第 5 治療日前後に行う 4) 聴覚検査・眼底検査・脳画像評価：治療前後において施行する 5) 発達評価：長期的フォローを行う

（森内浩幸．先天性 CMV 感染治療プロトコール．小児感染免疫 22：385-389，2010 を一部改変）

- 最近では，GCV プロドラッグのバルガンシクロビル経口薬を用いた治療が行われている。海外では経口水薬があるが，わが国では錠剤しかないため懸濁液を作成し治療に用いている。
- 短期的な副作用として骨髄抑制，特に好中球減少は高率に発生する。その場合，抗ウイルス薬の中断や顆粒球コロニー刺激因子（granulocyte colony stimulating factor：G-CSF）の投与がときに必要となる。
- 厚生労働科学研究班によって作成された，症候性の先天性 CMV 感染症に対する抗ウイルス治療プロトコールを表5に示す。治療期間および終了後 2 週間まで，ウイルス量や副作用のモニターを行う。

- 抗ウイルス薬治療は，倫理委員会の承認のもとインフォームド・コンセントを得て，管理に習熟した施設で行うことが望ましい。
- 米国の Kimberlin らは，症候性先天性 CMV 感染症に対する 6 カ月間と 6 週間の VGCV 治療のランダム化比較試験を行い，6 カ月間治療の方が聴覚と神経学的予後をより改善すると 2015 年に報告した。それ以降，米国小児科学会 Red Book 2015 では，VGCV の 6 カ月間治療が推奨されている。

(山田秀人)

One Point Column

IgG Avidity とは

Avidity とは抗原と抗体の結合力の総和のことである。感染初期において抗原と低親和性の抗体がまず産生され，感染の経過に従って高親和性の抗体が産生される。Avidity が弱ければ感染してから間もない時期で，母体は初感染である可能性が高い。Avidity を測定することで，母体の CMV 感染時期を推定することができる。

例えば，ELISA 系で尿素処理を用いて IgG avidity を測定することができる。蛋白変性剤（尿素など）を添加した洗浄液を用いて測定した吸光度を非添加の洗浄液を用いて測定した吸光度で除算し，avidity index（AI）%として表記する。AI が低値であれば，最近の感染であるとされる（図7）。

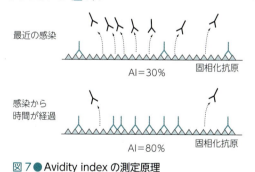

図7 ● Avidity index の測定原理

One Point Column

胎児治療

　先天性 CMV 感染を予防ないし治療する母体や胎児の療法は確立されていない。臨床研究として現在，CMV IgG 高力価免疫グロブリン (Ig) 投与による胎児感染予防や胎児治療が行われている。Nigro ら (2005 年) は初感染母体への Ig 投与による胎児感染予防効果を報告したが，Revello ら (2014 年) はランダム化二重盲検試験で効果を認めなかった。一方，Negishi ら (1998 年) が症候性の先天性 CMV 感染に Ig 胎児腹腔内投与を初めて行って以来，Ig 胎児治療の臨床研究が続いている。我々は多施設共同の観察研究として，Ig 胎児治療の症候性先天性感染 12 症例を報告 (2012 年) し，出生児の後遺症発生を抑制する可能性を示した。最近，Ville ら (2016 年) は，重度脳病変を除いた異常をもつ感染胎児の母体に高用量バラシクロビル投与を行った。観察研究ではあるが，中等度異常をもつ症候性感染児の予後を改善する可能性があると報告した。

One Point Column

無症候性感染児のフォローアップ

　無症候性感染児の遅発性症状として頻度が高いのが感音性難聴である。米国では 4 歳児の難聴原因の 4 分の 1 が先天性 CMV 感染による。わが国では，原因不明の難聴児のうち 10％以上は先天性 CMV 感染が原因と推定されている。そのため，乳幼児期のフォローアップでは聴覚検査は必須である。精神運動発達遅滞，自閉症スペクトラム障害，学習障害など発達障害に先天性 CMV 感染が関与する可能性も示唆されているため，これら疾患を念頭において診察を行う。現在，軽症や無症候性の先天性 CMV 感染児の多くが出生時に見逃されている。将来，尿 PCR 検査など有効な新生児スクリーニング法の確立と普及が望まれる。

C. 周産期感染症の管理―母子感染対策―

3 パルボウイルス B19

1 概要

- ヒトパルボウイルス B19(以下,PVB19)は,パルボウイルス科パルボウイルス亜科エリスロウイルス属に属する,エンベロープをもたない小型一本鎖 DNA ウイルスである。
- PVB19 は,幼児・学童期の小児を中心にみられる,両頰の紅斑を特徴とした伝染性紅斑(リンゴ病)の原因ウイルスである。通常,春から夏にかけて流行する。4~5 年周期で流行があり,最近では 2011 年と 2015 年に流行がみられた。
- 伝染性紅斑は一度罹患すると終生免疫が得られ,健常者は再感染しない。
- PVB19 母子感染は,流産,死産,胎児貧血の原因となる。

2 臨床症状

- ウイルス排出:PVB19 は感染者の唾液,痰,鼻汁に出て,飛沫・接触感染する。感染後約 7 日で微熱や感冒様の症状がみられることがあり,この時期にウイルス排出が最も多くて感染力が高い。
- 子ども―紅斑・発疹:健常な小児が PVB19 に感染すると,14~

20日の潜伏期間の後に，両頬に紅斑が，体幹や手足に網目状の発疹がみられ，1週間程度で消失する。
- 紅斑が出現する時期には，ウイルス血症はほぼ終息しており，周囲への感染性はほとんどない。
- 成人—関節腫張・関節痛：成人の場合，約半数は無症状である。典型的な伝染性紅斑の発疹よりも関節の腫脹や疼痛の割合が多い。関節痛の部位としては，手関節，腕や膝の関節が多い。

3 診 断

- ウイルス曝露から約10日で血清 PVB19 IgM（保険適用あり）は陽性となり，急性期の3カ月間陽性となる。初感染から2～3週後にPVB19 IgG（保険適用なし）は陽性となり，生涯にわたり陽性が続く。PVB19 DNA PCR 検査（リアルタイム法）は保険収載されていない。
- IgM の測定：PVB19 感染を疑う時，PVB19 IgM を測定し陽性では PVB19 初感染と診断する。確かなウイルス曝露があって IgM が陰性のときは，2週間後に再検査を行い IgM 陰性であれば感染はないとする。
- 鑑別診断：両頬の蝶形紅斑，四肢の発疹と関節炎を伴う全身性エリテマトーデスや関節リウマチなどの膠原病，発疹性疾患である風疹，麻疹，水痘，突発性発疹，川崎病などである。

4 母子感染

- 日本人妊婦の PVB19 抗体保有率は 20～50％である。妊婦が初感染した場合，約2割の妊婦でウイルスが胎盤を通過して胎児感染が起き，そのうちの約2割が胎児貧血や胎児水腫を呈する。これ

は，PVB19 に初感染した妊婦のおよそ 4% にあたる。
- PVB19 は胎児の赤血球前駆細胞に感染し造血障害を惹起して，重症貧血，心不全や低酸素血症を引き起こす。胎児心筋に感染して心筋障害をきたすことがある。
- 胎児は軽度〜中等度の貧血に対しては抵抗性があり自然軽快するが，重症貧血では胎児水腫や胎児死亡が起きる。胎児死亡は PVB19 感染妊婦の 6〜7% に起き，妊娠 20 週未満の初感染に多い。
- 胎児水腫：母体初感染から 9 週以内（多くは 2〜6 週）に発症し，多くは妊娠 28 週以前に出現する。胎児水腫の 1/3 は自然に軽快する。胎児輸血は胎児水腫に有効である可能性があるが，臨床研究として実施する。
- 先天性 PVB19 感染の生存児では非感染児と比べて長期予後および成長発達は同等であるとする報告が多い。

5 パルボウイルス B19 初感染妊婦の周産期管理（図8）

- PVB19 IgM 陽性により初感染と診断された妊婦に，前述の内容のカウンセリングを行う。
- 超音波断層法で胎児水腫や腔水症（腹水，胸水，心嚢液）の有無，胎児中大脳動脈最高血流速度（middle cerebral artery peak systolic doppler velocity：MCA-PSV），羊水量，胎児 well-being を 1〜2 週間ごとに調べる。
- 胎児超音波異常は母体初感染から 10 週以内がほとんどで，それ以降に出現する頻度は低い。妊娠中の感染時期が早いほど，超音波異常の発生頻度が高い。
- MCA-PSV〔カットオフ 1.50 multiples of the median（MoM）〕を用いて，胎児貧血を感度 94%，特異度 93% で検出できる。

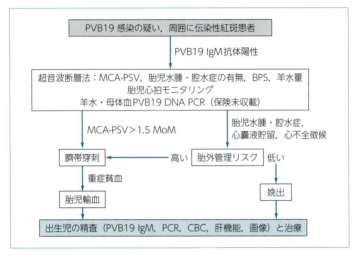

図8● パルボウイルス B19 (PVB19) 初感染妊婦の周産期管理

- MCA-PSV 上昇や胎児水腫・腔水症を認め，胎外管理リスクが低い在胎週数では，娩出とし出生児の精査と治療を行う。胎外管理リスクが高いと判断したときは，臍帯穿刺による胎児ヘモグロビン値測定および胎児輸血を考慮する。血小板減少を伴う場合があるので，臍帯穿刺による胎児出血に注意する。
- 胎児感染は，羊水や胎児体液の PBV19 DNA PCR 検査（リアルタイム法）で診断する。
- 出生児の精査（PBV19 IgM，PCR 検査など）と治療を行う。

6 母子感染対策

- 現在，PVB19 に対するワクチンはない。
- 家庭内で感染者と接触した人の約半分が感染し，学校の流行では感

表6 ● パルボウイルスB19（PVB19）感染の特徴と予防

- PVB19は，感染者の唾液，痰，鼻水の中に出て，人から人へと感染する（飛沫感染，接触感染）
- 伝染性紅斑（リンゴ病）の患者は，両頬紅斑や関節痛の1〜2週前にウイルス血症となり感染性がある。このとき，発熱，悪寒，頭痛などのかぜ症状を伴うことがある
- 流行時期には感染者やかぜ症状のある人との接触をできるだけ減らす。小児と接することが多い職業では，特に注意が必要である
- 学校や地域で流行しているとき，妊婦は家族，特に子どもの発熱やかぜ症状に注意し，食事や食器の共有やキスは避ける
- 普段から手洗い，うがい，マスクの使用を心がける

染者と同クラスの生徒の10〜60%が感染する。家庭内に伝染性紅斑の子どもがいるとき，地域で流行しているときは，特に妊婦はPVB19感染に注意する。

- 妊婦の多くがPVB19抗体の有無を知らない。妊娠中のPVB19初感染が胎児に影響を及ぼすと認識しているのは，妊婦の約3割である。妊娠前ないし妊娠初期に表6に示す内容を説明して，PVB19感染予防のための啓発と教育を行う。

（蝦名康彦・山田秀人）

One Point Column

胎児輸血

胎外管理リスクが高い在胎週数では，胎児輸血の選択肢がある。実際には，妊娠18〜28週の胎児が対象となる。PVB19母子感染による胎児水腫705例を対象にした14研究のレビューによれば，胎児輸血群の児生存率は82%で，輸血なし群の55%に比較して良好であった。

一方，日本の2011年の全国調査では，胎児水腫・腔水症11例が妊娠20〜24週に胎児輸血を受けた。その結果，3例（27%）が無症候性の先天性PVB19感染で出生したが，他の8例はすべて妊娠20〜26週に流死産に至っている。このため，胎児輸血の効果は明らかではない。

C. 周産期感染症の管理―母子感染対策―

4 風 疹

1 概 要

- 風疹（rubella）は，発熱，発疹，リンパ節腫脹（特に耳後部）を特徴とするウイルス性発疹性疾患である．不顕性感染を15%に認める．潜伏期間は14〜21日（平均16〜18日）で，ウイルスの排泄期間は発疹出現の前後約1週間である．
- 妊婦が妊娠20週までに発症すると，胎児に先天性風疹症候群（congenital rubella syndrome；CRS）を発症することがある．日本での風疹の流行は，1976，1982，1987，1992，2004，2012〜2013年である．2012〜2013年に日本で風疹が大流行し，45人の先天性風疹症候群（CRS）の児が出生した．
- この大流行の要因として，2011年は中国・東南アジア（ワクチン定期接種が施行されていない国）からの風疹ウイルスが流入し，2012年ころからは20〜40代男性の風疹感受性者が多く，職場・家庭で流行し，妊婦が感染したと考えられる．従来報告されていた風疹感染小児からの妊婦の感染ではなく，20〜40代男性からの感染が今後もリスク因子となる．

2 診断

■ 妊婦スクリーニング

- 図9のように，妊娠中の風疹の発症（発熱，全身の発疹，耳後部リンパ節腫脹）あるいは風疹患者との濃厚接触が重要な母体感染のリスク因子である。妊娠初期の風疹HI抗体が16倍以下（風疹IgG抗体<8 IU/mL）の妊婦では妊娠中の風疹感染によりCRSの出生が報告されているので，①妊娠20週までは通勤ラッシュを避ける，人混みに出かけない，不特定多数と接客する業務を避ける，②同居家族のワクチン接種，③分娩後入院中あるいは産褥期1カ月検診時に産科でワクチン接種することを積極的に勧める。

- 風疹HI抗体が256倍以上（風疹IgG抗体≧45 IU/mL）の場合には，風疹IgM抗体を測定し，図9に従い診断する。

- 風疹IgGのアビディティの最も重要な適応は，不顕性再感染か不顕性初感染かの鑑別である。一般にアビディティは初感染時期を反映するので，以前に風疹既往やワクチン接種歴が明らかであれば，その時期を示し高値となる。アビディティは一部の臨床検査センター（エスアールエルなど）で自費であるが受託している。

- 妊婦が風疹IgM抗体陽性を心配して羊水出生前診断や中絶などを希望した場合，風疹の各地区ブロック相談窓口（二次施設）や専門機関などに相談するとよい（表7）。適切なカウンセリングによって，羊水検査や中絶などを避けられる可能性がある。

■ 風疹感染後の妊婦の風疹諸抗体の推移

- 風疹IgM抗体は，初感染例では発疹出現後10～30日でピークに到達し，値は7～11程度で100日くらいで陰性化する。ワクチン接種既往例では，ピークは1～2で明らかに低値である。

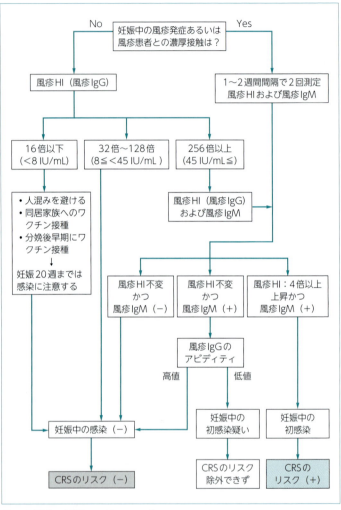

図9●風疹の妊婦スクリーニング

表 7 ● 各地区ブロック相談窓口(二次施設)

地区	相談窓口(二次施設)
北海道	北海道大学病院　産科
東北	東北公済病院　産科・母子センター 宮城県立こども病院　産科
関東	青山会　ミューズレディスクリニック 帝京大学医学部附属溝口病院　産婦人科 横浜市立大学附属病院　産婦人科 国立成育医療研究センター　周産期・母性診療センター 杏林大学医学部付属病院　産科婦人科 国立病院機構横浜医療センター　産婦人科 神奈川県立こども医療センター　産婦人科
東海	名古屋市立大学病院　産科婦人科
北陸	石川県立中央病院　産婦人科
近畿	国立循環器病研究センター　周産期・婦人科部 大阪母子医療センター　産科
中国	川崎医科大学附属病院　産婦人科
四国	国立病院機構四国こどもとおとなの医療センター　産科
九州	宮崎大学医学部附属病院　産科・婦人科 九州大学病院　総合周産期母子医療センター

2018 年 1 月 22 日現在

- 風疹 IgG 抗体は,初感染例では発疹出現後次第に上昇して 60 日後にピークの 60〜≧128 IU/mL に達する。ワクチン接種既往例では,3 週以降に上限値の 128 IU/mL 以上である。
- 風疹 HI 抗体は,初感染例は発疹出現当日には陰性であるが,ワクチン接種既往例では 16 倍以上である。

3 先天性風疹症候群

■ 先天性風疹症候群の発生リスク

- 妊娠中に妊婦が風疹に感染した場合,児に CRS(感音性難聴,心

疾患，白内障，精神発育遅延，小頭症など）を発症することがある。
- CRS発症率は妊婦の風疹発症日が妊娠4~6週では100％，7~12週80％，13~16週45~50％，17~19週6％，20週以降では0％と報告されている。
- 妊娠初期に風疹HI抗体が32倍以上あれば，その後妊婦が再感染してもCRSの発症はほとんど報告されていない。確実な風疹感染の既往があれば，妊娠中に再感染してもCRSの発症は稀である。

■ 羊水出生前診断
- 羊水穿刺には流産や羊膜索症候群のリスクがあり，羊水PCR検査は偽陰性の結果となる可能性がある。
- 妊娠中の感染のリスクを評価し，CRS発生の確率を説明する。IgM陽性妊婦では，①妊婦が風疹を発症，②風疹IgG抗体のアビディティ低値，③風疹患者と濃厚接触ありの場合，ハイリスクで羊水出生前診断の適応があると考え二次施設などにコンサルトする。
- 基本的には妊婦とパートナーの希望によるが，「ローリスクであるが安心のため」という場合は，一般的には行わない。

■ カウンセリングのポイント
- フローチャート（図9）と「先天性風疹症候群の発生リスク」，「羊水出生前診断について」に従い説明する。CRSのリスクが否定できない場合，出生前診断を希望しないときは出生児で診断する。出生前診断や中絶を希望する場合には，二次施設などにコンサルトする。

■ 出生児の管理と診断
- 妊婦が風疹IgM抗体で妊娠中初感染のリスクが低いと判断された症例では，臍帯血風疹IgM抗体の陰性を確認して先天性感染を

表8 ● 先天性風疹症候群の届出に必要な要件(以下のア及びイの両方を満たすもの)

ア 届出のために必要な臨床症状
- CRS 典型例;「(1) から 2 項目以上」又は「(1) から 1 項目と (2) から 1 項目以上」
- その他;「(1) 若しくは (2) から 1 項目以上」
  (1) 白内障又は先天性緑内障,先天性心疾患,難聴,色素性網膜症
  (2) 紫斑,脾腫,小頭症,精神発達遅滞,髄膜脳炎,X 線透過性の骨病変,生後 24 時間以内に出現した黄疸

イ 病原体診断又は抗体検査の方法
- 以下のいずれか 1 つを満たし,出生後の風疹感染を除外できるもの

検査方法	検査材料
分離・同定により病原体の検出	咽頭ぬぐい液,唾液,尿
PCR 法による病原体の遺伝子の検出	
IgM 抗体の検出	
赤血球凝集阻止抗体価が移行抗体の推移から予想される値を高く越えて持続 (出生児の赤血球凝集阻止抗体価が,月あたり 1/2 の低下率で低下していない)	血清

除外診断する。

CRS を疑われる児への対応

- 妊婦の顕性感染などによって CRS の可能性が高い場合は,臍帯血の風疹 IgM 抗体検査のほか,新生児の咽頭拭い液,唾液,尿,臍帯血や羊水から風疹ウイルス RNA を PCR 法で検出すれば「先天性感染あり」と診断できる。PCR 検査については最寄りの保健所に相談し依頼する。
- 先天性感染児は 3 カ月間〜1 年間ウイルスを排出するので,接触感染を防ぐために出生後は母児同室とする。
- CRS は 5 類感染症,全数報告対象のため,表8 に従い診断が確定すれば最寄りの保健所に届け出る。

(小島俊行)

One Point Column

今後の CRS 予防対策

　現在小学生は就学までに麻しん・風しん混合ワクチンを 2 回接種しているので，20 年後には大流行はなくなると推測されていた。ところが 2015 年度感染症流行予測調査によれば，風疹 HI 抗体 32 倍以上は男性（35～59 歳）で約 75％と低く，流行を抑制できない。30～49 歳の女性のそれは約 90％と高いが，10～29 歳では 80％弱と低いため，CRS の発生を予防できない可能性がある。産婦人科医はワクチンに余裕がある時期に妊娠前女性とその家族にワクチン接種を勧め，今後の風疹流行と CRS 発生の抑制を図るべきである。

C. 周産期感染症の管理―母子感染対策―

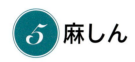

5 麻しん

1 概要

- 麻しんは，パラミクソウイルス科パラミクソウイルス亜科モービリウイルス属に属す麻しんウイルスによって発症する。エンベロープを有する一本鎖 RNA ウイルスである。
- 空気感染，飛沫感染，接触感染，経胎盤感染で感染伝播する。基本再生産数（感受性者の集団で，一人の患者が平均何人の人に感染させるかを表す数字）は，12〜18 と極めて高い。
- ワクチンで予防可能である。麻しんワクチンは 1978 年から定期接種となり，2006 年に風しんワクチンとの混合ワクチンによる 2 期接種開始，2008 年から 5 年間限定で 3 期，4 期接種が行われた。
- 2007 年 12 月に「麻しんに関する特定感染症予防指針」が告示されて以降の対策で，日本土着の遺伝子型 D5 ウイルスは検出されなくなり，2015 年 3 月，日本は麻しんの排除状態であることが WHO（西太平洋地域事務局）により認定された。現在国内では輸入例が報告されている。
- 麻しんに感受性のある妊婦が感染すると，流早産，子宮内胎児死亡，妊婦の重症化（肺炎など），先天性麻しんなどが問題となる。

2 症 状

■ 一般的な麻しんの症状
- 潜伏期間は，約10～12日間である。
- 初期症状は，発熱とカタル症状（咳嗽鼻汁，眼球結膜の充血など）で，これらが数日続いた後，いったん解熱傾向を認め，同時に口腔内にコプリック斑が認められる。すぐに再び高熱となり，同時に融合傾向のある全身性発疹が認められる。
- 遅発性合併症としてウイルス感染後，数年～十数年以上経過して亜急性硬化性全脳炎（subacute sclerosing panencephalitis：SSPE）を発症する場合がある。
- 麻しんワクチン後の二次性ワクチン不全では軽症の経過をとることが多い（修飾麻しん）。

■ 妊婦の麻しん症状
- 一般成人と比べ重症化し，非妊婦と比べ肺炎の罹患率が2～3倍，死亡率は6倍になる。
- 麻しんに罹患すると流早産が30～40％にみられ，早産の90％は発疹出現から2週間以内に発症する。

■ 先天性麻しんの症状
- 一般的に生後10日以内に新生児に発疹が出現した場合，先天性麻しんと診断される。
- 発熱，多呼吸，発疹などがみられるが，おおむね軽症で経過するとされており，無症状で経過する場合もあるが，細胞性免疫の著明な低下がみられるとする報告もあり，慎重な管理が必要である。
- 児の成熟度によって先天性麻しんの症状に違いがあるかどうか不明

である。先天異常の原因とはなりにくい。

3 診　断

- 麻しん患者との接触歴および典型的症状が認められる場合に麻しんを疑う。ワクチン接種歴がある場合は，症状が典型的ではないことに留意する。
- 咽頭拭い液，血液，髄液，尿からのウイルス分離・同定，または同検体からの直接のPCR法による遺伝子の検出，または血清を用いた抗体の検出（IgM抗体の検出，ペア血清での抗体陽転または抗体価の有意の上昇）で行う。
- 遺伝子検査については，臨床診断後すぐ（発疹出現後7日以内）に血液（EDTA採血），咽頭拭い液，尿の3点（できれば2点以上）を，保健所を通して地方衛生研究所に搬送することで実施可能である。
- 麻しんIgM抗体は，発疹出現後4～28日に実施する。また麻しん含有ワクチン接種から8～56日の場合に陽性になる場合がある。この場合，遺伝子型Aであればワクチン株麻しんと判断され，野生麻しんではない。
- 抗体検査は酵素抗体法（EIA法）またはゼラチン粒子凝集法（PA法）を用いる。赤血球凝集抑制法（HI法）はEIA法，PA法よりも感度が低く，免疫の有無を検査する目的にはあまり推奨されない。補体結合反応法（CF法）は感度が低く，感染後遅れて上昇し短期間で低下・消失するため用いない。

4 治 療

- 特別な治療法はなく，対症療法のみとなる。合併症があればそれに応じた治療を行う。
- 麻しん合併妊娠では安静，補液，栄養補給，子宮収縮抑制，および二次感染症に対する抗菌化学療法が必要となる。
- 麻しん患者と接触した感受性一般成人（非妊婦）に対しては，接触後 72 時間以内であれば麻しんワクチン 0.5 mL 皮下注射する。ワクチン不適当者や，既に 72 時間以上経過している場合には，曝露 6 日以内に免疫グロブリン製剤 1 回 15〜50 mg/kg を筋肉内注射する。
- 麻しん未罹患またはワクチン未接種の妊婦が麻しん患者と接触したときの対応を図 10 に示す。麻しん患者と接触した感受性妊婦に対しては 6 日以内であれば，免疫グロブリン製剤 1 回 15〜50 mg/kg（0.1〜0.33 mL/kg）の投与により発症予防効果が期待できる。妊婦にワクチンは用いない。
- 母体が分娩前 15 日から分娩前後の間に麻しんを発症した場合は，児に麻しん発症がないかぎり児に免疫グロブリン製剤を投与する。
- 既に発症した児に免疫グロブリン製剤を投与すると，投与によって血管炎が増強され，症状増悪の可能性があるため，注意する。
- 免疫グロブリン製剤は筋注用の製剤は保険収載化されているが，静注用製剤は保険適用外である。
- ワクチンまたは免疫グロブリン製剤は，いずれもできるだけ早期に使用することで有効性が期待できるが，100％発症を阻止できるものではない。また，これらの投与によって，潜伏期間の延長や臨床症状の非典型化がみられる場合がある。

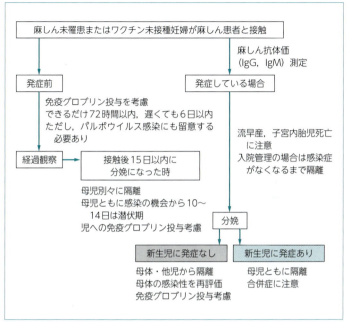

図 10 ● 妊娠中の麻しん罹患時の取り扱い案
(山中美智子. 妊娠中の感染症の取り扱い—麻しん—. 産婦の実際 2001；50 (9)：1101-1106)

5 感染対策

- 麻しん疑いの患者は、陰圧個室管理が可能な病室で対応する。
- 麻しん患者は、症状出現の前日から解熱後 3 日を経過するまでは周囲への感染力がある。
- 麻しん患者と接触した場合、接触後から 21 日間（<u>免疫グロブリン製剤投与例では 4 週間まで</u>）は発症する可能性がある。
- 医療従事者や実習生は、事前に麻しんワクチンが 1 歳以上で 2 回

接種されていること，あるいは罹患歴があること，あるいは抗体陽性であることが確認された場合，患者の対応に当たることができる。

6 法　律

- 麻しんは，感染症法に基づく5類感染症全数把握疾患である。
- 届け出基準は以下の3つの場合に分けて規定されている。

①麻しん（検査診断例）：発熱，発疹，カタル症状の3つすべてを認め，かつ検査診断されている。
②麻しん（臨床診断例）：発熱，発疹，カタル症状の3つすべてを認める。
③修飾麻しん（検査診断例）：発熱，発疹，カタル症状のどれかを認め，かつ検査診断されている。

（三鴨廣繁・山岸由佳）

One Point Column

麻しんのアウトブレイク

　2016年に関西国際空港での麻しんアウトブレイク（集団発生）は，空港利用者を中心に全国に感染が拡大していった可能性が指摘された。さらに，麻しん感染者がコンサート会場に出かけたために，コンサート参加者に麻しんが拡大した可能性も指摘された。このようなことは国際交流が増加した現在では，いつでも起こる可能性がある。1歳を超えていて，麻しんのワクチンを接種されていない子どもがいる場合は，直ちにワクチンの接種を受けるべきである。麻しんの有効な治療法はなく，唯一の予防手段はワクチンの接種のみであることを啓発する必要がある。

C. 周産期感染症の管理―母子感染対策―

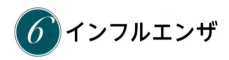

6 インフルエンザ

1 概 要

- インフルエンザはわが国では通常 11 月下旬〜12 月上旬に流行が始まり,翌年の 1〜3 月に患者数はピークとなりその後減少する。時に南半球の流行が輸入され,夏に患者が発生することもある。
- ヒトに感染し流行的な広がりをみせるインフルエンザウイルスは A 型と B 型である。C 型はウイルス変異が起こらず,再感染しない。
- A 型:ヒト,トリ,ブタなど宿主域が幅広い。表面抗原のノイラミニダーゼ (neuraminidase:NA) と赤血球凝集素 (hemagglutinin:HA) の抗原性の組み合わせで 140 種類以上の亜型があるが,ヒトで流行するものはごく一部である。
- A 型は,十年から数十年ごとに突然別の亜型のウイルスが出現し世界的な大流行 (パンデミック) がみられる (図 11)。同じ亜型でも,突然変異により HA と NA の抗原性は少しずつ変化し,毎年のように流行する。
- B 型:宿主域が狭く,抗原変異も緩やかで A 型ほどの多様性はない。亜系分類はなく,山形とビクトリアの 2 系統が知られている。

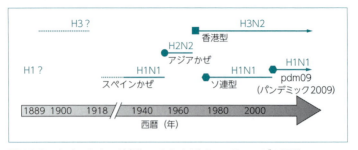

図11 ● これまでヒトで流行してきたA型インフルエンザの亜型
ソ連型H1N1とパンデミック2009 H1N1は抗原性が大きく異なり、パンデミックをもたらした。ほかにH5N1, H7N2, H9N2, H7N3, H7N7, H7N9はトリからヒトへの感染がみられているが、ヒトからヒトへの感染（流行）は現時点ではみられていない

2 臨床症状

■ 一般的な症状

- A型, B型ともに潜伏期間は短く1～4日間（通常2日）である。
- 潜伏期間の後、突然の高熱、頭痛、全身倦怠感、関節痛や筋肉痛を呈し、続いて上気道炎症状を認め、1週間前後で軽快する。嘔吐や下痢などの消化器症状を認めることもある。
- 高齢者、呼吸循環器や腎臓の慢性疾患、糖尿病、免疫抑制状態の患者は重症化しやすい。

■ 妊婦インフルエンザの特徴

- わが国では稀であるが妊婦と産後2週間以内の褥婦は、心筋炎、脳炎、横紋筋融解症、高サイトカイン血症に伴う多臓器不全など重篤な合併症を起こしやすいといわれている。
- 妊娠中に感染すると、自然流産、早産、胎児発育不全、胎児死亡のリスクが増加する。

- 妊娠初期の感染による高熱は，先天奇形リスクと関連するとされ，アセトアミノフェンなどで適切に解熱治療を行うことも重要である。

3 診 断

- 妊婦と褥婦のインフルエンザ診断と治療指針を図12に示す。産科外来では妊婦間の感染に注意し，ほかの妊婦と接触しない環境で診療を行う。インフルエンザ症状があるときには事前連絡を促し，マスク着用で来院するよう前もって説明しておく。
- 検査：インフルエンザ迅速抗原検出キットは，抗原抗体反応でA

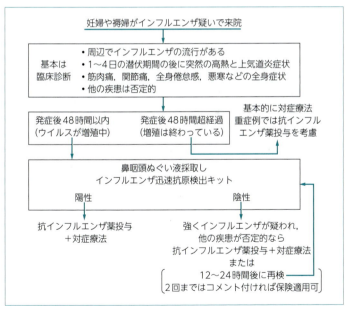

図12● 妊婦と褥婦のインフルエンザ診断と治療指針

型/B型のウイルス抗原を検出し，簡便に30分以内に結果が得られる。偽陽性は少ないが偽陰性は多い。発熱後12～24時間経過すると陽性率が高まる。

- RT-PCR法：重症例などで，迅速抗原検出キットでは陰性だがインフルエンザが強く疑われ精密検査が必要な場合は，RT-PCR法でウイルスRNAを検出する。感度や特異度は高く，比較的迅速（～3時間）に結果が出て亜型や系統も判別できる。重症例に限り保険適用がある。

4 治療

- 妊婦に用いる抗インフルエンザ薬を表9に示す。ノイラミニダー

表9●抗インフルエンザ薬（ノイラミニダーゼ阻害薬）

薬剤名	投与経路	治療投与 用法・用量	予防投与 用法・用量	妊娠中 投与の 安全性	備　考
第1選択 オセルタミビル （タミフル®）	内服	75 mg× 2回/日 5日間	75 mg× 1回/日 5日間	安全	・全身に分布 ・全世界で使用
第2選択 ザナミビル （リレンザ®）	吸入[*2]	10 mg× 2回/日 5日間	10 mg× 1回/日 5日間	安全	・主に気道で作用 ・全世界で使用
第3選択 ラニナミビル （イナビル®）	吸入[*2]	40 mg 単回	20 mg× 1回/日 2日間	まず安全	・主に気道で作用 ・国内でのみ承認
第4選択[*1] ペラミビル （ラピアクタ®）	点滴静注	300 mg 単回	効能なし	動物実験 で流早産	・全身に分布 ・妊婦への使用経験は少ない

[*1] 経口投与や吸入ができない場合
[*2] 吸入薬は喘息や慢性閉塞性肺疾患の患者では相対的禁忌，乳製品の過敏症がある例も注意して投与

表10 ● インフルエンザに対する対症療法

支持療法	安静，睡眠，栄養と水分補給
薬物療法	・発熱————アセトアミノフェン ・咳—————去痰剤・鎮咳剤 ・脱水————補液（経口または点滴） ・細菌性肺炎——抗菌薬 　肺炎球菌，インフルエンザ菌，黄色ブドウ球菌を想定して抗菌薬を投与（ほかに緑膿菌やマイコプラズマ，レジオネラ，クラミジアも起因菌となり得る）

ゼ（NA）阻害薬は，妊婦に比較的安全である。

- NA阻害薬：ウイルスの細胞外への放出を抑制するが，増殖抑制の効果はない。発症後2日以内の服用で，症状の軽減と罹病期間の短縮が期待できる。妊婦と褥婦でインフルエンザが強く疑われるときには，早期に投与を開始する。
- 対症療法を表10に示す。支持療法で全身状態を保ち，解熱鎮痛薬はアセトアミノフェンを使用する。
- インフルエンザ脳症など重篤な合併症の治療法として確立されたものはない。高サイトカイン血症を鎮静化させる特異的療法（抗ウイルス薬，ステロイドパルス療法，免疫グロブリン大量療法）を行うこともある。

5　感染予防対策

■ ワクチン接種

- 基本的な妊婦のインフルエンザ予防法を表11に示す。妊婦および妊娠を予定する女性は，流行前にインフルエンザワクチンを接種する。
- ワクチン接種をしていない妊婦や褥婦（産後2週以内）がインフル

表11 ● 妊婦のインフルエンザの予防法

①インフルエンザ流行前にインフルエンザワクチン接種

- 不活化ワクチンで妊娠中のすべての時期において接種が推奨される
- 保存剤含有製剤を含め胎児に対する安全性が確認されている
- 産生された抗体は胎児にも移行し，生後6カ月までの児に対する予防効果も期待できる
- 感染，発症を完全に防御することはできないが，合併症と重症化のリスクが低減する

②インフルエンザ流行時は

- 人混み，特にインフルエンザ患者との接触を回避する
- マスクを着用する
- うがいや手洗い（石鹸と流水またはアルコールベースの手指消毒）を励行する
- 適度な室内湿度を保持する
- 十分な休養とバランスのとれた食生活を心がける

③医療機関では

- 食器，衣類やタオルは共有してはいけないが，洗浄や洗濯はまとめてしてよい
- ドアノブなど多くの人が触る部分をアルコールベースの消毒液で清拭する
- 妊婦取り扱い施設のスタッフは，ワクチン接種を行う

エンザ患者と濃厚接触した場合，NA阻害薬の予防内服を考慮する。完全な感染予防はできない。予防効果は服用している間に限られる。

予防対策の解除

- 感染者は，症状出現の前日から7日後までの間，感染源となり得る。7日以降に症状が消失していれば，感染者からの感染予防対策は解除する。
- 濃厚接触者は，接触後7日以上経過すれば発症の可能性はない。接触後7日以上無症状で経過すれば感染予防対策は解除する。
- 母児間の飛沫・接触感染予防策を行えば，授乳ができる。オセルタミビルリン酸やザナミビル水和物投与中も，授乳を禁止する必要はない。

表12 ● 分娩前後にインフルエンザを発症した母親から出生した新生児の管理

①分娩8日前までに母体が発症し，治癒後に出生
・通常の新生児管理
②分娩前7日から分娩までの間に母体が発症
・母児同室で個室隔離（個室以外では十分な飛沫・接触感染予防策） ・母児間の飛沫・接触感染予防策 ・児のモニタリング
③分娩後や母児接触後に母体が発症
・母児同室で個室隔離（個室以外では十分な飛沫・接触感染予防策） ・児を保育器に収容するなど，厳重な母児間の飛沫・接触感染予防 ・必要な場合，厳重な児のモニタリングができる施設に搬送

■ 飛沫・接触感染予防策

- 母親が発症し児をケアできない場合は児を預かり，十分な飛沫・接触感染予防策を行いながら，他児と1.5m以上の十分な距離をとるか，保育器に収容してケアをする。

6 分娩前後にインフルエンザを発症した母児の管理

- 母体はNA阻害薬による治療を直ちに開始する。
- 新生児の管理については表12に示す。新生児へのNA阻害薬の予防投与は原則行わない。
- 児に発熱，上気道症状，活気不良，哺乳不良，呼吸障害，無呼吸発作，易刺激性などを認めた場合，インフルエンザの診断に努め，必要であれば治療を考慮する。

(出口雅士・山田秀人)

One Point Column

インフルエンザワクチンとアレルギー

　インフルエンザワクチンでは重篤なアナフィラキシーショックが100万人あたり2〜3人に起こる。卵アレルギーのある患者ではその危険が高い可能性があり，これまでは卵アレルギーのある妊婦にはワクチン接種を勧めなかった。しかし，2016/2017シーズンから米国疾患予防管理センター（CDC）は卵アレルギーへの対応指針を変更した。卵によるアレルギー反応が蕁麻疹程度であれば，インフルエンザワクチンの接種を推奨している。卵によるアレルギー反応で血管浮腫，呼吸困難などより重篤で，エピネフリンなどによる治療を要するものでも，重篤なアレルギーに対応できる施設であれば接種は可能としている。以前にインフルエンザワクチンでアレルギー反応が出た例のみ，投与禁忌である。

One Point Column

鳥インフルエンザ

　2000年前後から毎年のように世界各地で高病原性鳥インフルエンザが流行している。なかでも高病原性H5N1株は，ヒトへの感染が報告されている。現時点では大規模なヒトからヒトへの感染報告はないが，突然変異や豚とヒト体内での交雑によって新型インフルエンザとなり，パンデミックを起こす可能性が危惧されている。ヒトでの感染が報告されている鳥インフルエンザは，H5N1以外にも少数ながらH9N2，H7N3，H7N7，H7N9がある。診断したら直ちに最寄りの保健所に届け出る。全国の地方衛生研究所では，RT-PCR法でH5亜型ウイルスの有無を判定できる。H5N1感染では迅速診断キットの陽性率は低いとされ，迅速診断キットで陽性であれば通常のインフルエンザの可能性が高い。

C. 周産期感染症の管理—母子感染対策—

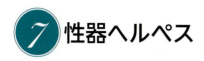

7 性器ヘルペス

性器ヘルペス合併妊娠

1 概 要

- 性器ヘルペスは単純ヘルペスウイルス（herpes simplex virus：HSV）1型（HSV-1）または2型（HSV-2）の感染により発症する性感染症で，性器クラミジア感染症に次いで多く，しばしば妊娠に合併する。
- HSVは性器の皮膚粘膜に初感染後，感染局所で増殖し，同時に知覚神経末端に入りこの神経を上行して知覚神経節である仙髄神経節に至りここで増殖するとともに潜伏感染する。
- 潜伏感染したHSVはしばしば再活性化し，再び知覚神経を下行し外陰や子宮頸管に排泄されるが，病変を形成する場合もあるがないことも多い。
- 臨床的には初発（初めて本症を発症した場合）と再発（既に発症した既往がある場合）に分けている。初発には初感染初発と非初感染初発がある。前者は感染後平均3〜7日（2〜20日）に発症する場合で，後者は既に無症候のうちに感染していたHSVが時をおいて再活性化して発症したものである。

- 再発は潜伏感染していた HSV の再活性化によるものが大部分であるがときに再感染もある。単純ヘルペスウイルスには 1 型と 2 型があり，さらに初発と再発があるので性器ヘルペスは感染病理学的にみると複雑である（「各論 B-6. 性器ヘルペス」p.170 を参照）。
- 妊娠への影響も感染病理学的な分類により異なるので性器ヘルペス合併妊娠では，感染病理学的な背景を知ることが勧められる。
- 診断は臨床症状と臨床検査により行う。

2 臨床症状

- 性器ヘルペスの基本的症状は，皮膚粘膜の水疱と浅い潰瘍性病変である。初発例の多くは，これらの病変が外陰に多発し，強い疼痛を伴う。発熱や全身倦怠感などの全身症状や鼠径リンパ節の腫脹・圧痛を伴うことが多い。
- 再発の病変は典型的な場合は 1～数個の浅い潰瘍や水疱であるが非典型的な病変も多いので注意する。症状は軽く，1 週間以内で治癒する。
- 初発では子宮頸部に黄色い壊死性病変を伴うこともあるが再発では稀である（臨床症状は p.171 参照）。注意しなければならないことは，このような病変は性器ヘルペス以外でもしばしばみられるので確定診断には必ず臨床検査，特に病原診断を行うことが大切である（臨床検査は p.174 を参照）。

3 性器ヘルペスの妊娠への影響

- 妊娠中の性器ヘルペスは流早産をもたらすと一時いわれていたが，現在では否定的である。

- 胎内感染による先天異常児の発症は稀ではあるが知られている。その症状の特徴としては，皮膚症状（皮疹），眼症状（小眼症，脈絡網膜炎），中枢神経症状（小頭症）などが挙げられている。
- このような先天異常児は母体がHSVに初感染した場合に発症すると考えられるが，米国の報告では，妊婦の2%も妊娠中にHSV-2に感染するがこれらの妊婦から先天異常児は発症していないとのことなので，初発において胎内感染による先天異常児の発症は極めて稀ではないかと考えられる。
- 性器ヘルペス合併妊娠の最大の課題は，新生児ヘルペスの発症予防である。新生児ヘルペスの感染経路は，5%が胎内感染，85%が分娩時の産道感染，10%が出生後の水平感染によるとされている。
- 新生児ヘルペスの多くは産道感染によるので，HSVの感染している産道を通さないで帝王切開分娩させることにより母子感染は防げるので，分娩時に外陰病変が存在するときは帝王切開が選択される。しかし，5%の頻度にみられる胎内感染例では帝王切開しても母子感染は防げない点に注意する。

4 新生児ヘルペス

- 新生児ヘルペスは臨床的に全身型，中枢神経型，表在型に分けられ，その分布はそれぞれ20%，35%，45%と報告されている。これらの病型の臨床的特徴を表13に示した。
- 特筆すべきは表在型で死亡はないが，全身型の30%が死の転帰をとっていることである。ヘルペスウイルス感染に特徴的な水疱などの皮疹が出現するのは30～40%しかないことが診断が遅れる原因となっている。

表13 ● 新生児ヘルペスの病型と予後

	分 類		
	全身型	中枢神経型	表在型
症 状	敗血症様 黄疸 DIC 肺炎	痙攣 発熱	水疱 結膜炎 角膜炎
発症時期	5〜11日	2〜4週	5〜11日
水疱存在（%）	20	50	100
死亡率（%）	29	4	0
発達障害（%）	13	70	0

(Malm G, 2009)

5 新生児ヘルペス発症のリスク因子

- 胎内感染のリスク因子は不明である。分娩時感染のリスク因子は分娩時の性器ヘルペス病変の存在である。中でも分娩周辺期に初感染初発性器ヘルペスを合併するとその約50%の高率に新生児ヘルペスが発症するといわれている。
- これに対して分娩時に再発性器ヘルペスが合併した場合，0〜2%の低率に新生児ヘルペスを発症するといわれている。
- 初感染では，HSVのウイルス量が非常に多く60〜70%は子宮頸管にもHSVが排出されており，経腟分娩では子宮頸部に長時間HSVにさらされる。HSVに初感染後，母体が十分な量の中和抗体（IgG抗体）を産生するのに1〜2週間はかかるので，発症時には胎児を防御する移行抗体がない，などの理由から初感染例ではリスクが高くなる。
- これに対し再発例では，産道におけるHSV量ははるかに少なく子宮頸管の排出頻度も10%以下であり，通常母体は比較的高い中和

抗体を有してこれが児に移行するので新生児ヘルペスの発症率は低い。分娩時，児の皮膚に傷をつけやすい児頭電極や鉗子・吸引分娩もリスク因子とされている。
- また性器ヘルペスの原因として，HSV-1 の方が HSV-2 よりも母子感染が成立しやすいといわれている。
- 分娩時に再発性器ヘルペスを発症していても母子感染は起こらないという報告がある一方で，2%に起こるという報告もあるがそのリスク因子は不明である。
- 新生児ヘルペスの最も重症である全身型は母体の性器ヘルペスが初感染例に多く，軽症例である表在型は，母体の性器ヘルペスが再発例に多いともいわれている。

6 妊婦の管理

■ 発症時と妊娠中

- 妊娠中に性器ヘルペスと思われる症状が出現した場合，まず病原診断により診断を確定し同時に血清抗体を測定し，感染病理学的背景を決定する。
- 治療は胎児毒性が低いことが判明しているアシクロビルやバラシクロビルを経口投与する。ただし，妊娠初期はアシクロビル軟膏を用いる局所療法を行う（表14）。
- 最近，妊娠初期に経口アシクロビルを投与された例に有意に多く胎児に腹壁破裂がみられたとの報告がある。
- 妊娠10カ月に入ったら分娩まで抗ヘルペスウイルス薬を服用する再発抑制療法を推奨する考えもある。本管理方法については One Point Column（p.277）を参照されたい。

表14 ● 妊娠中の性器ヘルペスの治療

妊娠初期:	5%アシクロビル軟膏，局所塗布	
中～末期		
初　発	アシクロビル または バラシクロビル	1,000 mg　分5，　5～10日間，　経口 1,000 mg　分2，　5～10日間，　経口
重症例	アシクロビル	5 mg/Kg　1回，　1日3回，　2～7日間，　点滴静注 その後10日目まで経口薬
再　発	アシクロビル バラシクロビル	1,000 mg　分5，　5日間，　経口 1,000 mg　分2，　5日間，　経口

表15 ● 性器ヘルペスの合併妊娠の管理…分娩様式の選択

①分娩時に外陰病変あり ……………………………… 帝切
②分娩時に外陰病変なし
　a. 初感染　　　　……… 発症より1カ月以内 …… 帝切*
　　　　　　　　　　　　　 発症より1カ月以上 …… 経腟
　b. 再発型　　　　……… 発症より1週間以内 …… 帝切*
　　　　　　　　　　　　　 発症より1週間以上 …… 経腟

*本文参照

分娩様式の選択（表15）

- 分娩時に外陰病変があれば帝王切開（帝切）を行う。
- なお，アシクロビルなどの治療薬が開発される以前は，外陰病変がなくても初感染では発症より1カ月以内，再発では発症より1週間以内は帝王切開を行う管理方法が行われてきた。しかし，胎児毒性の低い抗ウイルス薬が普及し，妊娠中の性器ヘルペスが積極的に治療されるようになったので，産道からのウイルス検査が陰性になり中和抗体が出現していれば，初感染後1カ月以内，再発後1週以内でも病変がなければ経腟分娩を選択肢に入れてもよいであろう。ただし，この管理方法の妥当性は症例を重ねて検証する必要がある。
- 出生時に新生児の眼，口腔，耳孔，鼻腔，性器などから検体を採取

し，HSV-DNA 検査を行うことが推奨されている。新生児は 7 日以上の入院管理で新生児ヘルペス発症の早期発見に努める。疑わしい症状があるときは早めに小児科医に相談する。

(川名　尚)

One Point Column

妊娠末期の再発抑制療法

　再発型性器ヘルペスを有する妊婦において，分娩時の再発を避けることを目的に，妊娠 36 週から抗ヘルペスウイルス薬を通常の再発抑制療法の 2 倍量を継続的に投与する管理法が米国を中心に行われている。この管理方法のメタアナリシス評価によると，妊娠末期の再発率と帝王切開は減少したが，新生児ヘルペスの予防効果は証明されなかったとしている。これに対し，再発性器ヘルペス合併妊婦からの新生児ヘルペス発症率は 0～2％と低いこと，本薬剤は胎児に移行し腎から排泄されるので，特に腎機能に問題がある胎児の場合 1 カ月以上も倍量の抗ウイルス薬を毎日服用することによる胎児腎・骨髄機能への影響は問題ないのか，毎日服用するという心理的ストレスなどを考慮して，この管理方法に慎重な考え方もある。最近になってこの管理方法を行った妊婦から 8 例の新生児ヘルペスの発症報告があり，新生児ヘルペスを 100％は予防できないことがわかった。このような状況において妊娠前や妊娠中に再発ヘルペスを有する妊婦に一律にこの管理方法を用いることには議論の余地がある。ただ，再発が頻繁な例，HSV-1 による再発例，妊娠末期の母体の中和抗体が低いなど，新生児ヘルペス発症のリスクが高いと考えられる場合や妊婦が母子感染に極度に不安な場合などは，考慮してよいかもしれない。

One Point Column
新生児ヘルペスの70％は無症候の母体から出産
　新生児ヘルペス児を出生した母体の70％は妊娠中に性器ヘルペスを疑う症状がなかったとされている。これらの例に対して産科医はどう対処したらよいであろうか。1つの試みとして，とりあえず夫が口唇ヘルペスや性器ヘルペスを有している場合，妊娠後期のオーラルセックスや性行為を避けるように指導することが行われているがその効果は不明である。

C. 周産期感染症の管理―母子感染対策―

8 HPV・尖圭コンジローマ

1 概要

- わが国における若年女性のHPV-DNA陽性率は，20～40％と報告されている。また，わが国の妊婦における子宮頸部のHPV-DNA陽性率も30～40％に達している。
- 子宮頸部上皮内腫瘍(cervical intraepithelial neoplasia：CIN)性病変や尖圭コンジローマを発症している顕性感染だけではなく，多くの妊婦の子宮頸部にはヒトパピローマウイルス(human papilloma virus：HPV)が常在(不顕性感染)している。そのなかで，周産期感染症として問題になるのは，尖圭コンジローマの原因ウイルスであるローリスクHPVである(HPV6型・11型が90％)。
- 尖圭コンジローマの罹患は女性では10代，20代がピークにあり，この年齢層では圧倒的に女性が多く発症している。

2 HPV感染の母体への影響：CINのフォロー

- HPV感染の母体への影響を考える場合は，CIN病変の経過を監視することが重要である。妊娠中に明らかにCINが増悪するという

データはないので，基本的には非妊娠時と同じ管理でよい。
- 少し古いデータであるが，東大病院産婦人科のまとめでは，妊娠初期の子宮頸部細胞診クラス3a，3bの妊婦において，妊娠・分娩を通して細胞診が増悪した症例はそれぞれ1例ずつ（1/38例，1/28例）で，残りの97〜98%は無増悪であった。
- 「産婦人科診療ガイドライン産科編2017」では，原則的には子宮頸部細胞診異常があった場合は，コルポスコピーと必要に応じて組織診となっているが，細胞診が低悪性度扁平上皮内病変（low glade squamous intraepithelial lesion：LSIL），意義不明の異型扁平上皮細胞（atypical squamous cell undermined significance：ASC-US）の症例はコルポスコピーだけにとどめ，出血リスクが高い組織診は妊娠中に行わなくてもよい（産後まで延期が許容される）。
- 組織診が上皮内癌までで浸潤癌を疑う所見がなければ，円錐切除術は行わず経過観察でよいとされており，妊娠中の円錐切除術は極力回避する方向性が示されている。
- 妊娠子宮のために，子宮頸部擦過細胞の採取やコルポスコピーは容易ではない。また，妊娠による変化のため子宮腟部の大部分が円柱上皮になり，病変部が予想以上に外側に伸展するなど，細胞診採取やコルポスコピーでは注意が必要である。

3 HPV感染の児への影響：垂直感染

- HPVが垂直感染することは，出生後の児の咽頭から検出されたHPV-DNAから推定されている。子宮頸部HPV-DNA陽性の妊婦から出生した児の口腔内や腟内のHPV-DNA陽性率を調べると，出生直後では30〜80%で，出生後1カ月では20〜60%である。
- 多くの垂直感染のデータはハイリスクHPVについての検討であ

る。いずれの検討においても出生直後に比べ，出生1カ月時にはHPVの陽性率が下がっている。HPVは産道通過時に児の口腔，腟，外陰に付着するが，その多くは粘膜上皮に侵入する前に洗い流されるか，母体からの受動免疫（経胎盤移行抗体）によって中和されるのかもしれない。

4 HPVによる母子感染症： 若年性再発性呼吸器乳頭腫症（JORRP）

- HPVの母子感染症として頻度的に最も問題となるのは，若年性再発性呼吸器乳頭腫症（juvenile-onset recurrent respiratory papillomatosis：JORRP）である。このことは，米国のCDC勧告でも述べられている。
- JORRPは，小児の良性咽頭・喉頭腫瘍のなかでは最も多い疾患で，小児の嗄声の原因の第2位である。耳鼻咽喉科領域の疾患であるため，産婦人科はもちろん小児科でもあまり聞き慣れない疾患で，分娩時のHPV6型・11型母子感染が原因である。JORRPの概略を表16に示す。
- 呼吸器乳頭腫症（recurrent respiratory papillomatosis：RRP）

表16 ● JORRPのまとめ

- 原因：HPV6/11の母子感染（産道感染）
- 年齢：乳児期・学童期発症（0〜7歳，中央値2歳）
- 頻度：米国では，年間2,000〜2,500例発症
  小児の咽頭・喉頭良性腫瘍の第1位
  小児の嗄声の原因の第2位
- 症状：嗄声，咳，血痰，呼吸困難
  重症化すると気道閉塞により致死的
- 尖圭コンジローマを有する妊婦からの出生児のうち，145人に1人が発症

は成人型と若年型があるが，14歳くらいまでに発症するものを若年性としている。JORRPに関しては米国から多くの報告があるが，それらによると年間の発症数は2,000～2,500例であるが，そのうち60％くらいの症例の母親が尖圭コンジローマの既往をもち，HPVの母子感染によると考えられる。残り40％の多くは小児の性的虐待による感染と考えられている。いずれの場合でも，JORRPの病変からほぼ100％でHPV6型・11型が検出される。

- JORRPの本態は，気道粘膜にびまん性に形成される良性乳頭腫である。喉頭，咽頭，気管支，細気管支に至るまでのどの気道粘膜にも発生し得る。この疾患の最も厄介な点は再発することで，いくら治療しても再発する。
- 声帯も含めた喉頭が最も好発部位で，96％の症例で乳頭腫が観察される。そのため，嗄声が初発症状になることが多い。形成される乳頭腫の数，場所，範囲によっては気道閉塞を起こし致死的となる。若年で発症するほど治療に抵抗性で，かつ症状も重篤であり，予後不良である。
- 気管支鏡下の生検により診断が確定するが，HPV-DNAの検出も診断の補助となる。
- 治療は外科的切除が基本となる。気管支鏡下に切除する方法が合併症も少なく有用とされている。そのほか，レーザー蒸散もあるが，

One Point Column

若年性再発性呼吸器乳頭腫症（JORRP）

JORRPは耳鼻咽喉科疾患であるため，産婦人科はもちろん小児科に受診することも少ない。尖圭コンジローマ病変が残ったまま経腟分娩に至った症例では，児は少なくとも数年以上追跡することが望ましいが，耳鼻咽喉科との連携が必要である。

蒸散した周辺のやけどが瘢痕化するため，合併症が問題となる。
- レーザーを含めた外科的切除を繰り返す結果，気道狭窄をきたし，気管切開をおく症例もある。細気管支のレベルまで広がっている場合は，開胸による肺の区域切除も考慮される。JORRPの診断を受けた小児の多くは年間4～6回の手術を要し，生涯に必要な手術回数は中央値13回であることから，一度母子感染症が成立すると極めて難治性であり，児のQOLを低下させる。

5　母子感染症としてのJORRPの発生頻度とリスク因子

- 最も大規模なデンマークの調査疫学研究では，尖圭コンジローマ合併妊婦から生まれた児がJORRPを発症する頻度は1,000人に6.9人（145人に1人：0.7％）と報告されている。尖圭コンジローマがない妊婦からのJORRPの発生率が1,000人に0.03人であることから，相対リスク比は231倍となる。尖圭コンジローマが現存しないものの，既往がある妊婦から生まれた児では，JORRPの発症頻度は1,000人に1人という報告がある。
- 肉眼的病変が存在する症候性は，不顕性よりもJORRPの発症リスクが3～7倍高くなる。尖圭コンジローマ病変が外陰部よりも腟内，また帝王切開分娩よりも経腟分娩で，JORRPのリスクが高いとされる。
- 治療によって多量のウイルスを排出する尖圭コンジローマ病変を消失させることは，児が曝露するウイルス量が減ることになり，母子感染予防に重要である。

6 尖圭コンジローマ合併妊婦の管理

- HPV がウイルス増殖するためには，重層扁平上皮の分化が不可欠である。したがって，胎盤や臍帯に HPV が感染して増殖することはない。
- 米国疾病管理予防センター（CDC）の性感染症（STD）ガイドラインには，経胎盤感染の可能性が記載されているが，胎盤で HPV が増殖したのではなく，破水によって上行感染した可能性が高いと考えられる。HPV の垂直感染は，あくまでも産道もしくは破水後の上行感染と思われる。したがって，破水しなければ妊娠中に HPV が胎内感染することはない。
- ウイルス排出量を減らすことが垂直感染予防につながる。尖圭コンジローマの既往がある母体からは JORRP は 1,000 人に 1 人程度であることから，妊娠中に尖圭コンジローマ病変を消失させておけば，これと同程度まで母子感染リスクを減らすことができると考えられる。

One Point Column

HPV 感染について

HPV 感染が成立するためには，HPV が重層扁平上皮の基底層に入り込むきっかけが不可欠である。性行為による微細な傷はきっかけで性感染が成立する。母子感染症の場合もウイルスが児の咽頭に付着するだけでは感染は成立しない。児の咽頭や気道上皮に何らかの創や剥離がないと HPV 感染は成立しない。分娩時の吸引はそのリスクを上げるかもしれない。

■ 治療時期

- 妊娠末期で子宮があまり大きくなると腟壁・子宮頸部病変の治療が難しくなり，また治療前に破水するリスクも高くなる。妊娠初期や中期に治療しても，妊娠中に再発する可能性が十分に考えられる。
- 腟内病変の治療においては，治療後の腟炎や頸管炎に続発する早産のリスクも考慮する。
- 治療時期は，妊娠 32 ～ 35 週頃が望ましい。ただし，妊娠初期や中期までに腟内ないし外陰に尖圭コンジローマ病変が急速に広がってしまう場合もあるので，その時は 32 週を待たずに一度治療をしておく。

■ 治療法

- 妊婦の尖圭コンジローマの除去にはレーザー蒸散や液体窒素による凍結療法ないし電気焼灼などの外科的切除がよい。5% イミキモドクリーム（ベセルナクリーム®）は，妊婦では慎重投与となっている。免疫賦活薬であることを考えると有益性にかかわらず，避けるべき薬物であると考えられる。
- ポドフィリン，5-FU 軟膏およびブレオマイシン軟膏は，いずれも妊婦での使用は禁忌となっている。

■ 尖圭コンジローマ合併妊婦の分娩様式

- 尖圭コンジローマ合併妊婦の分娩様式についての厳密な指針は国内外ともに存在しない。例えば，米国の CDC の STD ガイドライン 2010 では，帝王切開分娩にする意義は不明であるという記載になっている。尖圭コンジローマ合併妊婦から帝王切開分娩によって生まれた児に，JORRP が発症した事例があるからである。しかし，それらの症例は前期破水を起こしていたことが指摘されており，上

行感染であった可能性が高い。

■ 病変が消失している場合
- 肉眼的病変を除去し得た場合は，JORRP のリスクはほぼ 0% になると考えられていることから，帝王切開分娩にする必要はないと思われる。

■ 病変が存在する場合
- 母子感染予防を目的とした帝王切開分娩は，現時点のガイドライン上では推奨されていない。しかし，JORRP の発生頻度が 145 人に 1 人という報告があることを考えると，帝王切開分娩によってそれよりリスクが低下することは十分に考え得る。
- 分娩時，腟内に尖圭コンジローマが広範に存在する場合には，帝王切開分娩にする方が望ましいだろう。母子感染症予防という側面と尖圭コンジローマが経腟分娩によってちぎれて大出血することを未然に防ぐための帝王切開分娩も勧められている。

(川名　敬)

C. 周産期感染症の管理―母子感染対策―

9 水痘・帯状疱疹ウイルス

1 概要

- 水痘・帯状疱疹ウイルス (varicella zoster virus：VZV) は初感染で水痘を，再活性化で帯状疱疹を発症する。感染経路は空気感染と水疱内容物の接触感染である。ほとんどが小児期に初感染する。
- 潜伏期間は 14 日間 (10～21 日間) で，成人では発疹出現 1～2 日前に発熱，軽い呼吸器症状を伴うことがある。発疹は瘙痒を伴い，頭皮から体幹と四肢に広がり，短時間で紅斑，丘疹，水疱，痂皮の順に変化する。
- ワクチン接種の普及により，妊婦の水痘発生率は 0.07～0.1％と稀である。しかし，妊婦が水痘に罹患した場合は，重篤な水痘肺炎を発症する可能性がある。

2 母子感染

- 妊婦と褥婦では VZV 初感染の時期によって，流産，先天性水痘症候群 (congenital varicella syndrome：CVS)，早産，胎児発育不全，乳児期帯状疱疹，新生児周産期水痘などの異なった周産期異常が起こる (表 17)。

表17 ● 妊婦の水痘発症時期と出生児の病態

出生児の病態		母体の水痘感染時期	発生率(%)	出生児の症状
先天性水痘症候群(CVS)		妊娠12週以前	0.4	先天異常（表18参照）
		13～20週	2.0	
		21～36週	0	
乳児期帯状疱疹		妊娠13～24週	0.8	水痘罹患歴がないにもかかわらず乳児期早期に帯状疱疹を発症
		25～36週	1.7	
周産期水痘	通常経過	分娩の6～21日前	約20	通常経過の水痘 生後0～4日頃に発症
	重症	分娩の5日前～産褥2日	30～40	水痘が重症化する可能性が高い 生後5～10日頃に発症

表18 ● 先天性水痘症候群の症状と頻度

```
皮膚の異常（72%）
    皮膚瘢痕，皮膚欠損
中枢神経系の異常（62%）
    大脳皮質萎縮，脊髄萎縮，四肢麻痺，てんかん，
    小頭症，ホルナー症候群，脳炎，嚥下障害
眼の異常（53%）
    小眼球症，眼球陥入，脈絡網膜炎，白内障，
    眼振，瞳孔不同，視神経萎縮
四肢・骨格の異常（44%）
    四肢低形成，内反尖足，指趾の異常もしくは欠損
胎児発育不全（22%）
消化器系の異常（20%）
筋萎縮（19%）
尿生殖器系の異常（12%）
精神発達遅延（11%）
```

- CVS：妊娠20週以前のVZV初感染によって発症し，皮膚，中枢神経系，眼などに異常を起こす（表18）。CVSで出生した児の生後1カ月以内の死亡率は約30%とされる。

- 周産期水痘：分娩5日前から産褥2日までの間に水痘を発症した母体から出生した新生児で最重症化する危険性がある。適切な治療がなければ死亡率は30％に及ぶ。

3 妊娠中の水痘感染の診断

- 妊娠中の水痘（VZV初感染）が疑われる場合，母体水痘を診断するための診察と検査を行う（図13）。
- 妊婦の水痘では，瘙痒を伴い，紅斑，丘疹，水疱，痂皮のさまざまな段階の発疹が混在するのが皮疹の特徴である。
- 水痘は，通常，特徴的な皮疹から臨床的に診断される。確認のために，血清学的検査（VZV IgG，VZV IgM）やウイルス学的検査（ウイルス分離同定，VZV抗原，VZV-DNA PCR法）が用いられる。ウイルス分離同定とVZV-DNA PCR法は保険収載されていない。
- 血清学的検査：急性期と回復期のペア血清でVZV-IgG値が4倍以上上昇，ないしVZV-IgM陽性であれば初感染の可能性が高い。
- ウイルス学的検査：ウイルス学的検査の検体としては，水疱内容液からの検出率が最も高く，綿棒擦過か注射器で水疱内容液を採取する。ウイルス分離同定，抗原検査（直接蛍光抗体法），VZV-DNA PCR検査があるが，PCR検査の感度，特異度が最も高い。
- 出生児については，母体水痘発症時期によりCVSや周産期水痘の症状の有無について診察する（表17）。皮疹やその他の所見により臨床的に診断されるが，確認のために新生児血のVZV IgMやVZV-DNA PCR検査が用いられる（図13）。

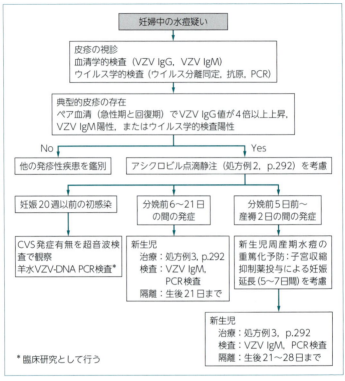

図13● 水痘が疑われる妊娠の管理法

4 妊娠中の水痘に対する母体管理と周産期水痘対策

- 重篤な水痘肺炎を予防するため，VZV未感染が疑われる妊婦が水痘患者と接触した場合，接触後2週間以内であれば母体への免疫グロブリン製剤（Ig）投与（処方例1）を考慮する（図14），妊婦が水痘を発症した場合には母体への抗ウイルス薬（アシクロビル）投与（処方例2）を考慮する（図13）。

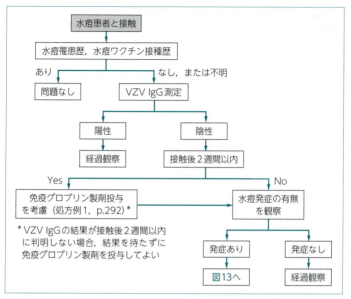

図14 ● 妊婦が水痘患者と接触した場合の対応

- 分娩前5日～産褥2日の間に妊婦が水痘を発症した場合には，新生児に重篤な周産期水痘を発症する危険性があり，塩酸リトドリン投与による5～7日間の妊娠延長を考慮してもよい。また，母体アシクロビル投与に加え，新生児に対しても予防的Ig投与，もしくは，水痘を発症した場合にはアシクロビル点滴静注を行う（処方例3）（図13）。
- 母体へのIgやアシクロビル投与のCVS発症予防効果について，エビデンスはない。

> **処方例 1**
>
> - 免疫グロブリン製剤 2.5〜5.0 g，1日1回，点滴静注
>   100 mg/kg 用いれば理論上感染予防効果があると考えられる
>
> 抗 VZV 抗体価のなるべく高いロットを使用することが望ましい。保険適用外である

> **処方例 2**
>
> - アシクロビル点滴静注用 5〜10 mg/kg，1日3回，8時間ごとに1時間以上かけて，7日間静注
>
> 欧米で水痘肺炎に対しては，10〜15 mg/kg，8時間ごと，5〜10日間静注が推奨されている。できるだけ，発疹出現から 24〜72 時間以内に投与を開始する。妊娠中のアシクロビル投与による先天奇形増加の報告はない

> **処方例 3**
>
> - 新生児に水痘が発症していない場合：免疫グロブリン製剤 200 mg/kg 以上，点滴静注
> - 新生児に水痘が発症している場合：アシクロビル点滴静注用
>
> 10〜20 mg/kg，1日3回，8時間ごとに1時間以上かけて，10日間静注を考慮する

5 出生前診断

- 水痘と診断され，特に妊娠 20 週以前の初感染が疑われる妊婦には，慎重に十分なカウンセリングを行う。
- CVS のカウンセリングでは以下を説明する。①CVS 発生率は，妊娠 20 週以前の母体の VZV 初感染では 2％以下で，21 週以降の初感染では 0％と稀である（表17）。②典型型の児予後は不良である。③CVS 発症を予防する確実な方法はなく，胎児超音波検査によっ

て異常の有無を観察する。
- CVS に特徴的な胎児超音波異常所見として，四肢異常，小頭症，水頭症，羊水過多，軟部組織の石灰化，胎児発育不全がある。これら超音波異常は，胎児感染成立後5週間以上経てから出現する。
- 出生前診断を希望した場合，羊水 VZV-DNA PCR 検査を臨床研究として実施する施設もある。CVS 発生に対する感度や特異度などは不明である。
- 実際は胎児感染が起きても児が CVS を発症することは稀である。

6 感染予防ならびに院内感染対策

- 水痘罹患歴とワクチン接種歴のいずれもないか不明な場合には，VZV IgG 検査をすることが望ましい。抗体陰性が妊娠前に判明している場合には，妊娠する前に水痘ワクチン接種を行う。妊娠中に陰性が判明した場合には，なるべく人ごみは避け，手洗いやうがいを励行し，発疹患者との接触を避けるなどの啓発と教育を行う。産後にワクチン接種を行う。
- 水痘妊婦が外来受診する場合には，他の妊婦から隔離する。
- 入院中の妊婦もしくは新生児が水痘を発症した場合には，他の新生児や水痘に罹患する危険性のある抗体未保有の妊婦ならびに医療従事者から隔離する。水痘妊婦については個室管理が望ましい。
- 母体が分娩 21 日前から産褥 2 日までの間に水痘を発症し，周産期水痘を発症する可能性のある新生児は，生後 21 日まで隔離を要する。特に，予防的 Ig 投与を受けた新生児は潜伏期間が延長するため生後 28 日まで隔離する（図 13）。

（谷村憲司・山田秀人）

One Point Column

水痘肺炎の発症および重篤化のリスク因子

ピーク時の丘疹小水疱が 100 個以上ある場合，水痘肺炎の発症リスクが高まる。喫煙が水痘肺炎の重篤化リスクとする報告がある。他に呼吸器疾患や免疫抑制状態は水痘肺炎の発症と重篤化のリスクと考えられる。これらのリスクを有する妊婦では，水痘患者との濃厚接触後の予防的 Ig 投与および水痘発症時のアシクロビル投与を考慮する。

One Point Column

早産児が水痘患者と接触した場合の対応

米国疾患予防管理センター（CDC）は，新生児に抗 VZV 抗体高力価免疫グロブリン（欧米では利用可能だが，わが国では入手不可能）を投与する条件として，次の 3 つを挙げている。
- ①分娩前 5 日〜産褥 2 日の間に水痘を発症した母体から出生した新生児
- ②母体 VZV 抗体の有無にかかわらず，水痘患者と接触した在胎 28 週未満，体重 1,000 g 未満の早産児
- ③在胎 28 週以降の早産児で，かつ VZV 抗体未保有の母親が出産後 1 カ月以内に水痘患者と接触した場合

C. 周産期感染症の管理―母子感染対策―

10 B群連鎖球菌

1 概要

- B群はLancefield分類に基づいた分類である。連鎖球菌（Streptococcus）には，赤血球を消化できる性質をもつものが多く，完全に赤血球を消化してしまうものをβ溶血性，部分的に赤血球を消化するものをα溶血性，全然赤血球を消化しないものをγ溶血性あるいは非溶血性と呼ぶ。
- B群連鎖球菌（Group B Streptococcus：GBS，S. agalactiae）はβ溶血性を示す。そのため，B群連鎖球菌のことをB群β溶血性連鎖球菌と呼ぶこともある。なお，A群溶血性連鎖球菌はβ溶血性で，肺炎球菌はα溶血性である。
- B群連鎖球菌は，細菌の表面に存在する莢膜のポリサッカライドに基づき，Ⅰa型，Ⅰb型，Ⅱ型，Ⅲ型，Ⅳ型，Ⅴ型，Ⅵ型，Ⅶ型，Ⅷ型の9つの血清型に分類される。Ⅰa型，Ⅰb型，Ⅲ型，Ⅴ型は侵襲型とされ病原性が高いとされる。最近では，Ⅳ型の増加傾向も指摘されている。

■ B群連鎖球菌の臨床的意義

- B群連鎖球菌は，新生児だけでなく，妊婦，高齢者，糖尿病・肝臓

疾患の患者らでも感染症を引き起こす。
- 新生児においては，GBSは敗血症や髄膜炎，肺炎の主要な原因菌の一つであり，新生児死亡や後遺症の原因となる。
- 妊婦では，絨毛膜羊膜炎や子宮内膜炎から死産に至ったり，頻度は低いものの単純性膀胱炎を起こすことがある。
- 妊婦以外でも，尿路感染症，敗血症，皮膚・軟部組織の感染症，および肺炎を起こすことがある。

■ GBSの無症候性キャリア

- 年齢，男女に関係なく，多くの人が身体内にGBSを保有している（保菌者，キャリア：carrier）が，無症状である場合が多い。成人は，何の症状もなく腸管・腟・咽頭・膀胱にGBSを保菌していることがある。
- 無症状であっても妊婦の約5人に1人の割合で腟内・直腸内にGBSを保菌している。
- GBSは妊婦の2~7%で尿中から検出される。妊婦のGBS細菌尿はGBSがしっかりと産道に定着していることの一つの指標とされる。
- 一般的に，GBS保菌妊婦から出生した新生児で約100~250人に1人の割合でGBS感染症の徴候が認められる（早発型と遅発型を含めた頻度）。

■ 新生児GBS感染症の2つのタイプ

- 新生児GBS感染症の約75~90%は，出生後1週未満に発症する「早発型」で，「早発型」GBS感染の約90%は，出生24時間以内の発症である。「早発型」GBS感染は，垂直感染としての母子感染であるとされる。
- 「早発型」GBS感染症でよく認められる病態は，敗血症，髄膜炎，

- GBS感染症は，生後1週以降から数カ月の児でも発症することがあり，「遅発型」と呼ばれる。「遅発型」GBS感染では，肺炎，呼吸不全の頻度は低く，髄膜炎と敗血症を認めることが多い。ほかに中耳炎，関節炎，骨髄炎，結膜炎，副鼻腔炎，蜂窩織炎，壊死性筋膜炎などを認めることもある。
- 「遅発型」GBS感染は水平感染も多いとされる。遅発型感染の髄膜炎を合併した児では，予後も悪いが治癒し得ても障害が残る症例が多い。
- 「遅発型」GBS感染を予防するために，手指衛生の徹底に加え，新生児にミルク（人工乳）を与える場合には哺乳ビンなどの清潔を保つ。母乳を与える場合には乳首などの清潔を保つことが重要である。

肺炎，呼吸不全などであるが，いったんこれらの感染症を発症すると低出生体重児の予後は極めて悪い。

正期産新生児の早発型GBS感染症の予防

- 正期産新生児の早発型GBS感染症を予防するために，妊娠35～37週に腟入口部ならびに肛門内の両部位からGBS培養スクリーニング検査を，GBS選択培地を用いて実施する。
- 妊娠35～37週のGBSスクリーニング検査でGBSが同定された妊産婦，妊娠35週以前に何らかの理由で採取した腟分泌物培養でGBSが同定された妊産婦，前回出産した児がGBS感染症であった妊産婦，今回の妊娠中に尿路感染症疑いなどがあって偶発的に検査した尿培養でGBSが検出されている妊産婦，GBS保菌状態が不明で，破水後18時間以上経過あるいは38.0℃以上の発熱を認めている妊産婦では，経腟分娩中・前期破水後，新生児のGBS感染を予防するためにペニシリン系などの抗菌薬を点滴静注する。
- 使用する抗菌薬としては，ペニシリンG（初回500万単位静注，

以後4時間ごとに2.5万～300万単位を分娩まで静注)やアンピシリン(初回2g静注,以後4時間ごとに1gを分娩まで静注)が推奨されているが,ペニシリンアレルギーがある場合にはセファゾリン(初回2g静注,以後8時間ごとに1gを分娩まで静注),クリンダマイシン(初回900 mg,以後8時間ごとに900 mgを分娩まで静注),バンコマイシン(初回1gを2時間かけて静注,以降12時間ごとに分娩まで1gを2時間かけて静注)などを使用する。

(三鴨廣繁)

One Point Column

最新のGBS検査法

分離されたGBSの血清型判定には,従来から検査試薬と対応する型抗原をもつB群溶血連鎖球菌を混和させたときに抗原抗体反応によって菌体の凝集塊が生じることを原理とした検査方法が利用されてきたが,現在では,PCR法などの遺伝子検査を用いた鑑別方法も研究室レベルでは可能になっている。しかし,現状ではいずれも診療報酬の対象検査にはなっていないのが臨床上大きな問題になっている。また,最近では,GBS感染症予防を目的としたGBSワクチンの臨床試験も既に開始されている。

C. 周産期感染症の管理—母子感染対策—

11 劇症型 A 群連鎖球菌感染症

1 概要

- 劇症型A群連鎖球菌感染症(Severe group A streptococcal infection, または Streptococcal toxic shock syndrome：STSS)はA群連鎖球菌(*Streptococcus pyogenes*, Group A Streptococci：GAS)による突発的な敗血症病態である。
- 1980年代からGASを起炎菌とした敗血症性ショック, 播種性血管内凝固症候群（DIC）から多臓器不全に至る治療抵抗性の病態が報告されてきた。
- STSSの病原因子としてM蛋白が関与しており, またGASがさまざまな外毒素を放出しスーパー抗原として作用することで多くのサイトカインが放出され, 急速に多臓器不全に陥るといわれているが, 発症機序および詳細な病態は明らかになっていない。
- 同じ菌型でも重症化する人はごく一部であり, 宿主側因子も発症に関わっていることが示唆されている。
- 劇症型GAS感染症は極めて稀ではあるが, いったん発症すると高頻度に母体死亡に至るため, 十分に注意することが必要であり, 確定診断に先んじて敗血症性DICに対する治療を開始することが重要である。

2 病型分類

■ 劇症分娩型

- 妊娠末期の妊婦において，主に上気道からの血行性子宮筋層感染により発症し，陣痛を誘発し分娩を進行させるとともに，急激に敗血症性ショックが進行して高率に胎児，母体の死亡をもたらす病態である。
- 一般に，症状出現から 12〜24 時間以内に敗血症性 DIC が完成する。典型的な臨床経過は，①先行した上気道炎症状，筋肉痛，倦怠感があり，②常位胎盤早期剝離を思わせるような強度の子宮収縮を伴い，③胎児心拍数異常が出現し，急速に分娩が進行（死産もしくは早期新生児死亡に至る），④分娩経過中もしくは産褥早期に母体は敗血症性ショックから急激に状態が悪化し死亡する，というものである。
- 妊娠末期の子宮で異常増殖した GAS が子宮収縮とともに全身に放出され，急激で激しい敗血症性ショックをきたす。

■ 産褥型

- 分娩後 12 時間以降に発症する群で，腟からの上行性感染の可能性が示唆されている。劇症分娩型と比較し胎児・新生児死亡率は低く母体予後は良好であるといわれているが，死亡例の報告もある。

3 診 断

- 早期に GAS 感染症を確定できるような診断基準は存在しない。劇症型 GAS 感染症を念頭に，敗血症性 DIC の有無を判断し，直ちに抗 DIC 治療を開始することが重要である。

表19 ● 急性期DIC診断基準

スコア	SIRS診断基準	血小板数 (/μL)	PT比	FDP (μg/mL)
1点	3項目以上陽性	8万≦ <12万 あるいは24時間以内に30%以上の減少	1.2≦	10≦ <25
2点	—	—	—	—
3点	—	<8万 あるいは24時間以内に50%以上の減少	—	25≦

4点以上でDICと診断する

項目	SIRS診断基準
体温	38℃以上 または36℃以下
脈拍数	90回/分以上
呼吸数	20回/分以上 または$PaCO_2$が32 Torr以下
白血球数	12,000/μL以上 または4,000/μL以下あるいは未熟顆粒球が10%以上

(日本集中治療医学会Sepsis Registry委員会：日本版敗血症診療ガイドラインより)

- 劇症型GAS感染症であれば症状は非常に重篤で進行は早く，集中管理が必要になるため，数日間の治療の中で原因菌がGASであったと判明する場合が多い。そのため，妊娠末期～産褥早期に重篤な感染症を疑った場合はGAS感染を念頭に，診断に先んじて即座に抗菌薬治療を開始する。
- 敗血症性DICの診断基準として，日本集中治療医学会の日本版敗血症診療ガイドラインにおける急性期DIC診断基準(表19)，およびqSOFA(表20)のスコアが有用である。特に後者は臨床症状から判断できるため，血液検査などの結果を待たず，迅速な敗血症性DIC治療を開始することができる。

表20 ● qSOFA スコア

- 呼吸回数：22 回/分以上
- 精神状態の変化
- 収縮期血圧：100 mmHg 以下

各項目を 1 点とし，qSOFA スコアが 2 点以上であれば敗血症を疑う

■ 検 査

- 感染源と起炎菌の推定のための検査を行う。
- 血液，腟内，咽頭からの培養検体を用いて速やかにグラム染色を行う。連鎖球菌を確認できれば，早期に GAS 感染症を疑うことが可能になる。一般的には血液検体のグラム染色は行わないが，劇症型 GAS 感染症の場合は血液中の菌数が非常に多くなるため，血液のグラム染色で連鎖球菌を確認できることもある。
- 細菌培養検査：血液培養，腟分泌物などを採取，培養する。
- GAS 迅速抗原検査：咽頭炎に対する GAS 抗原検出キットを流用することで GAS の存在診断ができる可能性がある。咽頭粘液以外の検査材料への使用は保険適用外であることに留意する。

4 治 療

- 下記の抗菌薬を投与する。

  - アンピシリン 2 g 静注，4 時間ごと (12 g/日) ＋クリンダマイシン 600～900 mg 静注，8 時間ごと

- 抗菌薬の中止は，バイタルサインの安定化や感染を起こした臓器機能の改善などを考慮し，臨床的な総合判断で行う。

表21 ● 劇症型A群連鎖球菌感染症（5類感染症）の届出基準
ア：届け出のために必要な臨床症状

（ア）	ショック症状
（イ）	以下のうち2つ以上 肝不全，腎不全，急性呼吸窮迫症候群，DIC，軟部組織炎，全身性紅斑性発疹，痙攣・意識消失などの中枢神経症状

イ：病原体診断の方法

分離同定による病原体の検出	通常無菌的な部位（血液，髄液，胸水，腹水），生検組織，手術創，壊死軟部組織

- 敗血症性DICは以下のように治療する。

  - バイタルサイン，尿量，中心静脈圧などの持続的なモニタリング
  - 十分な輸液，輸血の投与，呼吸管理
  - 抗ショック療法：ノルエピネフリンまたはドパミン
  - 免疫グロブリン製剤：5g/日，3日以上
  - 持続的血液濾過透析（CHDF），エンドトキシン吸着療法（PMX）：敗血症性ショックや全身性炎症反応症候群（SIRS）と判断した場合に適応
  - 遺伝子組み換えヒトトロンボモジュリン製剤：380単位/kg/日
  - 外科処置（子宮全摘）：出血のコントロールや感染状態のコントロールが困難な場合に考慮する

5 報 告

- 劇症型A群連鎖球菌感染症は全数報告対象（5類感染症）であり，届け出基準（表21）を満たすと診断した医師は7日以内に最寄りの保健所に届け出なければならない。

（喜多恒和・石橋理子）

C. 周産期感染症の管理—母子感染対策—

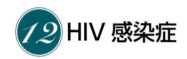

12 HIV 感染症

1 概 要

- 国内の 2015 年の HIV 感染者の新規報告件数は 1,006 件 (前年 1,091 件) で, 女性は 58 件であった。また, 後天性免疫不全症候群 (AIDS) 患者の新規報告件数は 428 件 (前年 455 件) で, 女性は 19 件であった。2015 年時点での HIV 感染者・AIDS 患者の累積報告件数は 25,995 件となった。
- HIV の感染経路には性的接触, 血液を介する感染, 母子感染があり, 感染すると通常 6〜8 週間経過して, 血液中に HIV 抗体が検出される。
- 母子感染経路には胎内感染, 分娩時感染, 母乳感染があるが, 現在推奨されている母子感染予防対策によって感染率は 1% 未満にまで低下した。
- 母子感染予防対策として, 妊娠初期の HIV スクリーニング検査, 母児に対する抗ウイルス療法, 帝王切開による分娩, 止乳 (人工栄養, ミルク) が推奨されている。
- 国内の妊娠初期 HIV スクリーニング検査率は 99% 以上になった。
- HIV 感染妊娠は年間 30〜40 例で推移しており, 国内での分娩様式は帝王切開分娩が大多数である (図 15)。

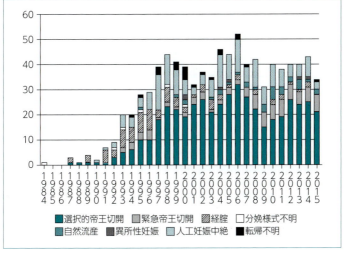

図15 ● HIV感染妊娠と分娩転帰の年次別変動

- HIV感染症はコントロール可能な疾患になりつつあり，母子感染予防対策も確立されてきたため，感染判明後に妊娠するケースが増加した（図16）。

2 診 断

- まず妊娠初期HIV-1/2スクリーニング検査（一次検査）を施行する。スクリーニング検査が陰性であれば非感染もしくはウインドウピリオドとなり，陽性であれば確認検査（二次検査）を施行する。確認検査はHIV-1のウェスタンブロット（WB）法と逆転写ポリメラーゼ連鎖反応（RT-PCR）法を同時に施行する。確認検査が陽性であれば，HIV感染と判定する（図17）。また，確認検査でWB

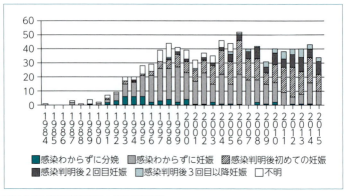

図16●感染判明時期の年次別推移

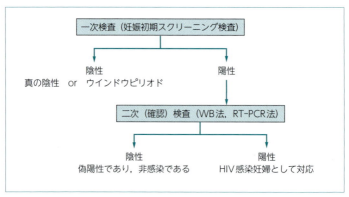

図17●HIV初期スクリーニング検査法

陰性/保留かつPCR陰性であった場合，2週間後に再確認し，PCR陰性であればHIV-2確認検査を行い，それも陰性であればスクリーニング検査偽陽性と判定する。
- スクリーニング検査の感度は高いが偽陽性率が0.3%と高く，一次検査を施行した妊婦1万人のうち31人で陽性と判定されるが，真

の陽性者はそのうち1人のみである。
- わが国の実際のHIV感染率と比べて,スクリーニング検査では偽陽性率の方が高いことを,スクリーニング検査施行前に妊婦へ十分説明することが大切である。また,確認検査の結果が出るまで1〜2週間要するが,確認検査前にも偽陽性率が高いことを再度説明し,妊婦の不安を軽減するように努める。
- 確認検査が陽性であっても,現在HIV感染症の予後は著しく改善しており,母体の長期生存も可能であることや,母子感染予防対策によって母子感染は格段に減少していることを説明する。

3 母子感染予防対策

2000年以降,以下に述べる母子感染予防対策(表22)のすべてを施行できた例で,母子感染例は報告されていない。

■ 妊婦への対応

- HIV感染判明後,妊娠時期にかかわらず,可能な限り早期に多剤併用療法(combination antiretroviral therapy:cART)を開始する。
- cARTでは,キードラッグ(プロテアーゼ阻害薬あるいは非核酸系

表22 ● HIV母子感染予防対策

1. 妊娠初期のHIVスクリーニング検査
2. 母児に対する抗ウイルス療法
    - 妊娠中のcART(combination antiretroviral therapy)
    - 分娩時のAZT投与
    - 児へのAZT投与
3. 帝王切開による分娩(陣痛発来前が望ましい)
4. 止乳(人工栄養,ミルク)

逆転写酵素阻害薬）1 剤とバックボーンドラッグ（核酸系逆転写酵素阻害薬）2 剤を併用する。

> 処方例 1
>
> - キードラッグ（1 剤）：ラルテグラビル（RAL，アイセントレス®）2 錠（800 mg）分 2 ＋バックボーンドラッグ（2 剤）：ジドブジン・ラミブジン配合剤（AZT/3TC，コンビビル®）2 錠（AZT 600 mg/3TC 300 mg）分 2
> - 基本的には出産後も継続し続けるが，状況によっては継続の必要性を再検討する。
>   - 母子感染予防として，抗ウイルス薬は CD4 陽性リンパ球数，ウイルス量にかかわらず，すべての HIV 感染妊婦に対して投与する。
>   - 血中 HIV ウイルス量（BML©，保険収載あり），CD4 陽性リンパ球数（SRL©，保険収載あり）を 4 週間ごとに測定する。
>   - HIV ウイルス量＜200 コピー/mL に到達もしくは維持できない（ウイルス学的失敗），あるいは CD4 陽性リンパ球数が増加しない場合（免疫学的失敗。明確な定義はないが，≧350〜500/mm^3 などとする報告がある）には，アドヒアランスの評価，HIV 薬剤耐性検査（LSI メディエンス©，保険収載あり）や必要に応じて薬剤変更を行う。
>   - 分娩様式は，感染予防目的に帝王切開分娩を推奨する。分娩時期は陣痛発来前が望ましい。わが国における分娩様式別 HIV 母子感染率は，選択帝切 0.3%（1/366 人），緊急帝王切開 4.7%（3/64 人），経腟分娩 29.7%（11/37 人）とされる。
>   - 母体の HIV ウイルス量を加味して AZT 点滴を考慮する。

> 処方例 2
>
> - 点滴用 AZT 2A（400 mg/40 mL）＋5% 糖液 160 mL（＝2 mg/mL）とし，分娩前から児娩出までに初めの 1 時間は 2 mg/kg/時，その後の 2 時間は 1 mg/kg/時で合計 3 時間点滴

■出生児への対応

- 出生児へ AZT 単独，あるいは AZT を含めた併用療法を 6 週間行う。

> **処方例**
> - 在胎 35 週以上：生後 6～12 時間までに AZT シロップ 4 mg/kg 経口投与開始，以後は 12 時間ごと，6 週間
> - 在胎 30 週以上 35 週未満：AZT シロップ 2 mg/kg 経口投与，12 時間ごと，2 週間。以降は 3 mg/kg
> - 在胎 30 週未満：AZT シロップ 2 mg/kg 経口投与，12 時間ごと，4 週間。以降は 3 mg/kg
>   - 点滴用 AZT や AZT シロップは国内未認可であるために厚労省・エイズ治療薬研究班から入手する（班長：東京医科大学臨床検査医学講座 福武勝幸教授。Web：http://labo-med.tokyo-med.ac.jp/aidsdrugmhw/mokuji.htm もしくは，FAX 情報サービス：03-3342-6171）。
>   - 乳汁中に HIV が多量に含まれるため，断乳とする。また止乳薬の使用は，HIV 非感染の褥婦とほぼ同様に可能である。
>   - 出生後，児は RT-PCR 法による HIV-RNA 定量法を生後直後（48 時間以内），生後 14～21 日，生後 1～2 カ月，生後 4～6 カ月の計 4 回行う。いずれかの時点で陽性となった場合，速やかに再検し，2 回連続陽性となった時点で児の「感染あり」と診断する。
>   - 生後 12 カ月未満に HIV 感染が確認された児には耐性検査結果やアドヒアランスを考慮したうえで直ちに cART を開始する。また，HIV 感染児は，ニューモシスチス肺炎予防として ST 合剤を服用するが，生後 6 カ月で CD4 陽性リンパ球数が正常範囲であれば中止も可能である。
>   - 産後も引き続き，服薬継続の重要性に関して説明し，内科・小児科などと連携しフォロー継続を図る。

4 母子感染のリスク

- 母子感染のリスク因子として，前期破水から分娩までの時間（母子感染率は母体血中ウイルス量 1,000 コピー以下では破水後 4 時間以内の分娩で 1%，4 時間超の分娩で 1.9% と有意差はなかったとの報告もある），抗ウイルス薬を投与していない，投与していても

単剤の場合，母体血中ウイルス量が 1,000 コピー/mL 以上の場合との報告がある。
- 未受診妊婦などスクリーニング検査未施行例はハイリスクと考え，飛び込み分娩時には HIV 迅速検査を施行すべきである。
- 血中ウイルス量が高値であるほど母子感染リスクが高まるため，感染判明や治療開始時期が遅れた妊婦では，母子感染リスクは高いと考える。
- 母乳を与えない場合の母子感染は，その 7 割は分娩時感染，3 割は胎内感染によるとされる。また，分娩に近い時期に胎内感染が起きることが多い。

5 医療従事者の HIV 感染予防対策

- 診察や手術の際は，スタンダードプリコーション（汗を除くすべての血液，体液，分泌物，排泄物，創のある皮膚，粘膜などは感染の可能性があるものとして扱い，曝露を避ける予防策）に準拠して対応する。
- 帝王切開の実施に当たっては，時間的余裕をもって望むこと，慣れた術式で行うこと，ノータッチテクニック（術者がメスや持針器を持っている時に助手は術野に手を出さない。器械の受け渡しはセーフティーゾーンを介して行い，直接手渡ししない）を実践する。また，事前に参加スタッフでシミュレーションしておくことが望ましい。
- HIV 感染率は，針刺しで 1/300（0.3％），粘膜曝露で 0.09％，皮膚への曝露で 0％とされる。事故発生時，速やかに大量の流水と石鹸（眼球・粘膜への曝露の場合は大量の流水）で洗浄し，必要と判断されれば曝露後予防内服を直ちに開始する。

> **処方例**
>
> - ラルテグラビル (RAL, アイセントレス®) 2錠 (800 mg) 分2+テノホビル/エムトリシタビン合剤 (TDF/FTC, ツルバダ®) 1錠 (TCF300 mg/FTC200 mg) 分1, 28日間内服

6 今後の課題

- 分娩様式に関して諸外国では，HIV感染のコントロールが良好であれば，経腟分娩も許容されるとの報告がある．今後わが国での診療体制を考慮したうえで，議論すべき問題である．
- HIV感染判明後妊娠が増加しているが，コントロール不良な状態での妊娠例も散見される．HIV感染女性の妊娠・分娩時の対応のみならず，非妊娠時の管理指針の確立が望まれる．
- これまでに明らかとなった母子感染55例の発生年と分娩様式を図18に示す．母子感染例の多くは妊娠初期HIVスクリーニング検査未施行例が多かったが，近年では妊娠初期スクリーニング検査

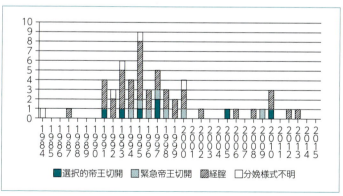

図18 ● 母子感染55例と分娩様式

陰性例からの母子感染例も報告されていることから,妊娠中や産褥・授乳期にも母体が HIV に感染する可能性があることを念頭におく必要がある。

(喜多恒和・杉浦　敦・谷村憲司)

One Point Column

分娩様式について

　米国では,血中ウイルス量が 1,000 コピー/mL 以上では選択的帝王切開を推奨し,1,000 コピー/mL 未満では経腟分娩が許容されるとしている。一方,ヨーロッパのガイドラインでは,血中ウイルス量が 50 コピー/mL 以上では選択的帝王切開を推奨し,50 コピー/mL 未満では経腟分娩が許容されている。わが国では感染判明後妊娠が増加する中で,分娩様式はほぼ全例帝王切開となっているため,既往帝王切開後妊娠が増加してきている。今後癒着胎盤や子宮破裂といった帝王切開後妊娠に伴う合併症にも,注意していく必要がある。しかしそういったリスクを承知したうえでも,わが国の産科診療の現状では分娩の準備にかかる時間や夜間分娩時のスタッフ数の不足などを考慮すると,選択的帝王切開術が望ましいと考えるが,今後の重要な検討課題であることは間違いない。

C. 周産期感染症の管理―母子感染対策―

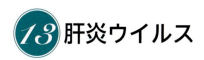

13 肝炎ウイルス

- 肝炎ウイルスは肝細胞を標的として感染増殖し，肝機能に影響を与え肝炎を惹起する．母子感染によってキャリア児となりうる原因肝炎ウイルスとしては，B 型肝炎ウイルス (HBV)，C 型肝炎ウイルス (HCV)，G 型肝炎ウイルス (HGV) と TT ウイルス (TTV) が代表的である．
- HBV および HCV はキャリア児の一部が将来，慢性活動性肝炎，肝硬変，さらには肝癌を引き起こす可能性がある遅発性感染ウイルス (slow infection virus：SIV) であり，臨床的・社会的インパクトが大きい．
- 現在わが国では，すべての妊婦に B 型肝炎と C 型肝炎のスクリーニング検査として HBs 抗原検査と HCV 抗体検査が行われている．

▶ B 型肝炎

1 概　要

■疫　学

- 現在わが国の HBV 持続感染者 (キャリア) は約 150 万人と推定されている．1985 年に開始された HBV 母子感染防止事業により，妊婦の HBs 抗原陽性率は低下し，近年では約 0.2〜0.4％である．

- 現在のわが国の平均初産年齢は 29 歳なので,現在の妊婦は出生時に感染予防対策を受けた年代が多くなっており,30 歳未満に限れば HBs 抗原陽性率は 0.04％程度である。

■ 感染様式

- HBV はヘパドナウイルス科に属する二本鎖 DNA ウイルスで,血液や体液を介して感染する。感染様式には一過性感染（感染既往者）と持続感染（キャリア）の 2 種類がある。
- 一過性感染：思春期以降の性行為による成人の初感染では,宿主の免疫能が十分に確立されているため多くは一過性感染となり,治癒して終生免疫を獲得する。しかし,このような一過性感染者でもその後のステロイドなど免疫抑制薬の使用,あるいは抗癌剤治療などにより,HBV 再活性化が起こり得るので注意を要する。
- 持続感染：HBV キャリアの母親からの母子感染による場合がほとんどであるが,一部は乳幼児期の水平感染による。免疫寛容の状態にあることが根底なので,何らかの原因により免疫不全状態にある個体でキャリア化しやすい。
- 児が HBV キャリアになるか否かは妊婦の HBe 抗原が関係しており,HBe 抗原陽性妊婦から出生した児を放置した場合のキャリア化率は 80〜90％である。一方,HBe 抗原陰性妊婦（e 抗体陽性,または e 抗原,e 抗体ともに陰性）から出生した児は 10％程度に一過性感染が起こり,急性肝炎や稀に劇症肝炎が発症するが児のキャリア化はほとんど起こらない。

2 HBV 母子感染の予防方法

- HBV 母子感染予防対策の基本は,①HBV キャリア妊婦のスクリー

ニング，②児のキャリア化予防，③稀に報告される乳幼児期劇症肝炎の発症予防の3つである。

■ 妊婦のスクリーニング

- 母子感染予防は，HBVキャリア妊婦からの出生児にHBs抗体をもたせること（受動・能動免疫）である。
- 妊婦HBVスクリーニング結果を配偶者や家族へ説明するか否かは，妊婦本人の意思に従う。
- HBs抗原陽性妊婦に対してHBe抗原と肝機能検査を行い，母子感染のリスクを説明する。
- B型肝炎の母子感染の防止対策は，HBe抗原の有無にかかわらず，HBs抗原陽性妊婦より出生したすべての児が対象である。従来法では投与の煩雑さから対策漏れが出るため，2013年より新法としてCDC (centers for disease control and prevention) 方式が採用されている (図19)。

■ 児のキャリア化防止

- HBVキャリア妊婦より出生した児の5%以下に胎内感染によるキャリア化が生じる。母体の高HBV-DNA量が胎内感染のリスク因子とされている。高HBV-DNA量の妊婦に羊水検査を施行した場合の胎内感染率増加を示唆する報告もある。現行の母子感染予防対策では胎内感染した場合，児のキャリア化を防ぐことはできない。
- HBe抗原陽性かつ高HBV-DNA量の妊婦に対して，妊娠後期から核酸アナログ製剤を投与した場合の胎内感染予防効果がランダム化比較試験で示されており，今後期待される。
- 母子感染率に関しては分娩様式，哺乳方法は影響を与えないとされている。

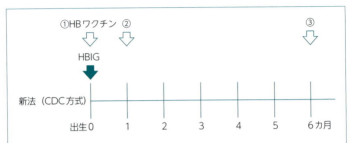

①出生直後（12時間以内を目安）に抗HBs免疫グロブリン（HBIG）とB型肝炎ワクチン（HBワクチン）を投与
- HBIG 1.0 mL（200単位）を筋注（0.5 mLずつ左右の大腿前外側部に筋注）HBIGはヒト血漿製剤であることを両親に伝え同意を得る
- HBワクチン0.25 mLを皮下注（上腕後外側部，三角筋中央部またはHBIG筋注部位とは違う大腿前外側部に皮下注）

②生後1カ月にHBワクチン0.25 mLを皮下注

③生後6カ月にHBワクチン0.25 mLを皮下注

④生後9〜12カ月に児のHBs抗原，HBs抗体検査を実施
- HBs抗原陰性，HBs抗体陽性（≧10 mIU/mL）：予防措置成功
- HBs抗原陰性，HBs抗体陰性あるいは低値（<10 mIU/mL）：HBワクチン追加接種
- HBs抗原陽性：予防措置不成功として専門医療機関へ紹介

図19 ● B型肝炎母子感染の防止対策プロトコール（CDC方式）

- 国際交流によって従来のわが国のHBV遺伝子型と異なるHBVの水平感染による急性肝炎が起きており，この場合は約10％がキャリア化する。

HBワクチンの定期接種

- 女性キャリアからパートナーへ，あるいはキャリアの父親から小児への感染経路もある。母子感染予防対策が進むなか，これらの感染予防対策として，わが国でも2016年10月よりuniversal vaccination（定期接種）が導入された。

C型肝炎

1 概要

■ 疫学
- 現在わが国のHCV持続感染者（キャリア）は約200万人と推定されている。
- HCVはフラビウイルス科に属する一本鎖RNAウイルスで，HBVに比べ感染力は弱いが，C型肝炎は肝硬変，肝癌への移行率が高く，肝癌死亡者の約70%はHCV由来とされる。

■ 感染様式と感染経路
- HCV感染には一過性感染と持続感染がある。
- 感染防御抗体に対応するドメインが頻繁に変化するために対応不能に陥り持続感染になりやすい。HBVと異なり，新生児から成人ま

> **One Point Column**
>
> **千葉大方式，獨協医大方式**
>
> 　稲葉らにより1983年に開発された千葉大方式〔出生直後にHBs免疫グロブリン（HBIG）および0，1，3カ月にHBワクチン〕は，2013年にわが国で新法として採用された1988年のCDC方式に類似する。千葉大方式はHBs抗体獲得率，児キャリア化率，有害事象発生率で1985年に出されたわが国の従来法と同等の成績であった。さらに対策漏れ阻止に的を絞って2006年に開発された獨協医大方式（出生直後にHBIGおよび0，1カ月にHBワクチン）は，分娩後1カ月健診時にすべてが完了するもので，成績において千葉大方式と差異を認めなかった（稲葉憲之：遅発性ウイルス感染症と共に35年—キャリア妊婦と家族に感謝して—．日産婦会誌 62：1659-1666, 2010）。

でどの時期に感染しても幅広くキャリア化する。
- 医原性感染：感染力が弱いため性行為などによる水平感染は稀で，現在のHCVキャリアの多くは輸血や血液製剤などの医療行為が感染の原因である。
- 母子感染：輸血用血液のHCVスクリーニングが開始された1992年以降，HCV感染は減少の一途をたどり，現在は母子感染が主な感染経路である。
- HCV抗体は感染防御抗体としての働きはなく，HCV抗体陽性であることはHCVに感染したことを意味し，一過性感染による感染既往者と持続感染者（キャリア）に分けられる。

■ 抗ウイルス薬
- 2014年より導入されたウイルス蛋白を直接標的にした抗ウイルス薬により，成人のC型肝炎に対する治療効果は向上した。

2 HCV母子感染の予防方法

- 現在，C型肝炎ではB型肝炎のような母子感染を予防する有効な手段がなく，検査と経過観察が目的である。

■ 妊婦スクリーニング
- 妊婦スクリーニングではHCV抗体検査を行う。わが国の妊婦のHCV抗体陽性率は約0.3～0.8％である。スクリーニング結果を配偶者や家族へ説明するか否かは妊婦本人の意思に従う。
- HCV抗体陽性のときは肝機能検査とHCV-RNA定量検査（リアルタイムPCR法）を行い，PCR陰性（検出せず）であれば感染既往者として母子感染のリスクはなく，陽性（検出）であればキャリアで

母子感染率は約10%である。これら母子感染のリスクを説明する。

■ 母子感染のリスク
- HCV抗体陽性妊婦の約70%でHCV-RNAが検出されるため，出生児全体の約0.02〜0.06%にHCV感染が成立すると推測される。
- 母子感染のリスク因子としてはHIV重複感染と高HCV-RNA量（6.0 Log IU/mL以上）があり，HCV遺伝子型や哺乳方法とは関連性がない。

■ 分娩様式による感染
- 分娩様式と母子感染率との関係では議論が分かれている。HCV-RNA量高値群（約6.4 Log IU/mL以上）の妊婦において，母子感染率が予定帝王切開で0%，経腟分娩で40%（$p<0.05$）というわが国の報告がある。ただし，陣痛開始後の帝王切開では母子感染率は低くならない。
- HCV感染の現状と分娩様式による母子感染率を説明し，妊婦と家族の意思を尊重して様式を決める。

3 HCV抗体陽性妊婦からの出生児の管理

■ HCV-RNA陽性（検出）の妊婦からの出生児
- 約10%に母子感染が起こるので厳重な管理を行う。
- 生後3〜4カ月でHCV-RNA陰性の場合，生後6カ月，12カ月の時点でHCV-RNA陰性を確認する。できれば生後18カ月以降にHCV抗体陰性化を確認し経過観察を終了する。
- 生後3〜4カ月でHCV-RNA陽性の場合，生後6カ月以降半年ごとにAST，ALT，HCV-RNA定量，HCV抗体を検査し，感染持続

の有無を調べる。HCV-RNA が陰性化した後，乳児期に再び陽性化することもあるので，数回の検査を行う。母親から移行した HCV 抗体が陰性化することを確認する。
- HCV 母子感染の約 30％は 3 歳頃までに HCV-RNA が自然消失するので，原則として 3 歳までは治療しない。

■HCV-RNA 陰性（検出せず）の妊婦からの出生児
- 原則的に母子感染は起きないが，経過観察を行う。生後 18 カ月以降に HCV 抗体を検査し陰性を確認する。
- HCV 抗体が陽性となった場合は，生後に HCV 感染があったと考える。HCV-RNA 定量を行い，感染が既往か現在も続いているかを調べる。

（深澤一雄・稲葉憲之）

C. 周産期感染症の管理—母子感染対策—

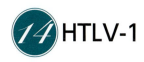

14 HTLV-1

1 概 要

HTLV-1

- 1981年日沼らが成人T細胞白血病 (adult T-cell leukemia：ATL) の原因ウイルスとして同定し報告した成人T細胞白血病ウイルス (adult T-cell leukemia virus：ATLV) は，後に国際委員会でヒトT細胞白血病ウイルスI型 (human T-cell leukemia virus type I：HTLV-1) と命名された。
- HTLV-1はレトロウイルス科に属し，逆転写酵素をもつ一本鎖RNAウイルスであるが，HTLV-1感染が原因で発症する疾患としては予後不良なATLのほかに，HTLV-1関連疾患として脊髄症 (HTLV-1 associated myelopathy：HAM) やぶどう膜炎 (HTLV-1 associated uveitis：HU) などがある。

HUとHAM

- HUでは飛蚊症，霧視や視力低下などが認められ，ステロイド治療が有効であるが再発も多い。
- HAMは慢性進行性の痙性脊髄麻痺を示す疾患で，歩行障害，体幹部の筋力低下や排尿・排便障害などが認められ，難病対策疾患に指

定されており現在有効な治療法がない。
- ATL および HAM の撲滅のためには感染予防，特に感染経路の60％以上を占める ATL 発症の主たる原因とされる母子感染の予防を徹底し，発症させないことが重要である。

2　HTLV-1 感染について

■ 疫　学
- HTLV-1 感染は，1980 年代には西南日本に偏在しており，推定キャリア数 120 万人，ATL 年間患者数 700 人は比較的早期に自然減少すると考えられていた。しかし人口の高齢化に伴い ATL 患者数はむしろ増加傾向（年間 1000 人超）にある。また人口流動化に伴いキャリアは大都市圏にも拡散しており，推定キャリア数も 108 万人前後と予想以上に減少数は少なく，依然全人口の約 1％に相当するキャリアが存在する。

■ 持続感染者
- HTLV-1 は T リンパ球を主な標的とし，逆転写酵素により宿主細胞の DNA に組み込まれる。組み込まれたプロウイルスが宿主細胞の増殖とともに活性化され，HTLV-1 持続感染者（キャリア）となる。
- キャリアの血液中にはこれらの感染リンパ球は存在するがウイルス粒子はほとんど認められず，感染の成立には感染細胞と標的細胞との直接コンタクトが必要である。したがって，血液中にウイルス粒子が認められる B 型肝炎ウイルス（HBV）や HIV の持続感染とは異なり，感染力は弱いがいったん感染すると自然にウイルスが消失することはなく，終生感染が持続する。
- HTLV-1 感染から ATL の発症までには数十年の潜伏期間が想定さ

れているが，これは免疫応答が HTLV-1 感染リンパ球を排除し続け，ATL 発症を遅らせていると考えられる。

■ 感染経路
- HTLV-1 の感染経路には①母子感染，②性行為感染，③輸血感染があるが，1986 年以降の献血者抗体スクリーニングにより，現在輸血による感染はほぼ完全に阻止されている。
- 約 20％に認められる性行為感染は主に男性から女性への感染で，精液中の感染リンパ球によるものと考えられている。
- 母子感染対策：最も多く 60％以上を占める母子感染は主に母乳を介した感染であるため，2010 年秋から組織的に HTLV-1 母子感染対策が行われている。

3 母子感染予防対策

■ 妊婦の HTLV-1 抗体スクリーニングと確認検査（図 20）
- 血液中ではウイルス粒子は，ほとんど検出されない。いったん感染すると自然にウイルスが消失することはなく終生感染が持続するため，HTLV-1 抗体の存在でキャリアと判定する。
- 抗体スクリーニング検査としてゼラチン粒子凝集法（PA 法）や酵素免疫測定法（enzyme immunoassay：EIA）が用いられる。陰性であればキャリアではないが，非特異反応による偽陽性が少なくないため，スクリーニング検査陽性だけでは直ちにキャリアと判定せず，必ずウェスタンブロット（WB）法による確認検査を行う。

■ キャリア判定
- WB 法で陰性であればキャリアではなく，陽性の場合に初めてキャ

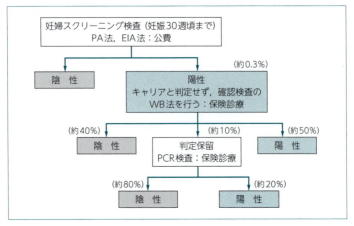

図 20 ● 妊婦の HTLV-1 抗体スクリーニングと確認検査

リアと診断する。WB 法は非流行地で約 10～20％が判定保留となり，そのときはプロウイルスを定量するポリメラーゼ連鎖反応 (polymerase chain reaction：PCR) 検査 (保険適用あり) を行い，陽性・陰性でキャリアを判定する。

■ キャリア妊婦への説明

- 「産婦人科診療ガイドライン産科編 2017」では，キャリアと診断した場合，慎重に本人に告知する (推奨 A)，検査結果を配偶者や家族へ説明するか否かは，妊婦本人の意思に従う (推奨 B)，とされる。
- 告知された妊婦は動揺するので，厚生労働省の妊婦さん向けリーフレット (One Point Column p.327 参照) を利用するなどして，必要以上に不安をかき立てないように配慮しつつ，将来の ATL や HAM の発症率など，正しい知識を提供する。

■ 母子感染予防法

- HTLV-1 は主に母乳を介して感染し，長期母乳栄養哺育では 15～40％に母子感染が生じる。胎内感染や産道感染もあるが頻度は低い。母子感染予防の有効な哺乳方法として以下の3つの方法が推奨されている（推奨B）。それぞれの利点・欠点を説明し，妊婦自身に選択してもらう。

ⓐ 完全人工栄養

- 感染リンパ球を含む母乳を与えないことで，最も確実な予防法である。
- この方法で母子感染率を約 1/6（3～6％）に減少させることができるが，母乳以外の感染経路があるため 0％にはならないことを伝える必要がある。
- 問題点：人工栄養児ではスキンシップ不足，感染症，アレルギー，乳幼児突然死症候群のリスク増大のほか，ミルク購入費などの経済的な問題もある。

ⓑ 短期間（生後 90 日まで）母乳栄養

- 母親から移行した中和抗体が生後3カ月まで感染防止効果があると考えられている。ただし中和抗体にも個人差があるため，理論的に確実である保障はない。
- 注意点：人工栄養のみの場合と比較して母子感染率に差がなかったとの報告に基づいている。実際3カ月で母乳栄養を止めることが困難な場合もあり，結果的に長期母乳栄養となってしまう可能性に注意する必要がある。

ⓒ 凍結母乳栄養

- 母乳を搾乳し凍結後（家庭用冷凍庫で24時間以上），解凍して与える方法である。感染リンパ球が不活化されるために母子感染予防効果が得られると考えられているが，データが少ない点で十分な安全

性が確立されていない。
- 問題点：この方法は毎回搾乳して凍結し、必要なときに解凍するという大変な労力を要すること、また直接授乳できないことは人工栄養と変わらない。

■ 出産後の支援体制を整える
- どの方法を選択しても医療スタッフは情報を共有し、出産後入院中の栄養指導はもとより、退院後も精神的サポートを含めた支援を行っていく体制が重要である。

4 出生児の経過観察

- キャリア妊婦からの出生児に対しては、その後の経過で問題となることはなく、ほかの児と同様の対応でよい。HTLV-1 感染の有無に関する検査は、生後1歳までは母親からの移行抗体が残っているため避けるべきである。
- 今までの研究から人工栄養児については生後2歳時に検査をすればわかるようになった。しかし母乳栄養児については十分なデータがなく、2歳時の検査だけでは感染の有無は明らかでないので、栄養方法にかかわらず一括して3歳時以降に検査をする。
- 小児期に感染源となることはなく、小児期に稀にHU、幼児期に極めて稀にHAMの発症があり得るが、通常生活では特に何も制限する必要はないので、幼小児期にキャリアであると本人が知ることのメリットは少ないとされる。
- 母親が自分の栄養法選択の結果を知りたいと希望した場合は、3歳時以降にHTLV-1抗体検査を施行する。
- 子どもにキャリアであることの説明をいつ行うかについては、最終

的には親の判断によるが,高校生になれば献血が可能になるので,その結果でキャリア告知せざるを得なくなる場合もある。したがって,その頃までには説明する方がよいと考えられる。

- ATL をはじめ HTLV-1 関連疾患撲滅のためには,キャリア妊婦と出生児,場合によっては配偶者および家族に対して,産婦人科医,小児科医,内科医,眼科医,助産師,保健師,カウンセラーら医療スタッフ間での協働ならびに行政と協力して,一般市民への啓発も含めた支援体制を構築,維持していくことが重要である。

(深澤一雄・稲葉憲之)

One Point Column

説明のための最新情報

2010 年より妊婦に対する HTLV-1 抗体検査が公費で実施されるようになり,キャリア妊婦に関わる機会が増えてきている。妊娠,出産およびその後の支援体制が全国的に確立されつつあるが,最初の告知と説明には最大限の配慮が要求される。以下のウェブサイトを参照し,HTLV-1,ATL,HAM などについて最新情報を得るように努めたい。

- 厚生労働省 ヒト T 細胞白血病ウイルス-1 型 (HTLV-1) の母子感染予防について
  http://www.mhlw.go.jp/bunya/kodomo/boshi-hoken16/
- 厚生労働省 HTLV-1
  http://www.mhlw.go.jp/bunya/kenkou/kekkaku-kansenshou29/
- HTLV-1 情報サービス
  http://htlv1joho.org/index.html

コラム・話題

✤*Haemophilus influenzae* の母子感染

　垂直感染による早発型新生児敗血症の起炎菌の 60〜70% は Group B *Streptococcus*（GBS）と *Escherichia coli*（*E. coli*）で占められる。GBS の垂直感染予防対策の普及により GBS 感染は減少傾向であるが，一方で *E. coli* やその他の菌に対する母子感染予防対策は進んでいない。グラム陰性桿菌の一つである *Haemophilus influenzae*（*H. influenzae*）は早発型新生児敗血症の 3% 程度と頻度は少ないものの，重症感染例の報告は少なくない。

　H. influenzae は莢膜株と非莢膜株に大別される。一般的には莢膜株の方がより強毒性とされており，小児の髄膜炎，肺炎，敗血症の原因となるが，莢膜株の大部分を占める *H. influenzae* b 型（Hib）に対する Hib ワクチンの普及により莢膜株による感染は激減している。一方，新生児の場合は無莢膜株による感染の報告が多い。無莢膜株は通常，小児の中耳炎や上気道炎といった非侵襲性の感染の原因になるが，新生児の場合は重症感染例の報告が多い。

　2015 年に英国で発表された早発型の新生児侵襲性インフルエンザ菌感染症の全国サーベイランスでは，80% が早産と関連しており，死亡率が 19%，生存例の 25% が長期後遺症を認めており，予後不良な感染症であることが判明した。自験例では 2006〜2016 年の間に 5 例（3,030 分娩中）の *H. influenzae* による子宮内感染，それに続発した新生児感染症を認めた。分娩週数は 25〜31 週とすべて早産例であり，1/5 例が新生児死亡，3/4 例が神経学的予後不良であった。

　このように *H. influenzae* による母児感染は早産に関連し，児に

重篤な感染症を起こし，予後不良につながると考えられるため，母子感染予防対策が必要と考えられるが，児への感染経路は不明な点が多い。腟分泌物からの検出率は 0～0.8% と低率であるにもかかわらず前述のように早発型新生児敗血症の 3% を占め，感染率が他の菌と比較し高い可能性や，上気道粘膜の常在菌であり，成人の保有率が 15～20% と高率であるため，上気道感染が先行し，血行性感染を起こす可能性などが考えられている。先述の自験例では 4/5 例が腟分泌物の細菌培養で *H. influenzae* が検出された一方，4/5 例に上気道炎が先行しており，上行性感染か血行性感染かは鑑別できなかった。

　また，もう一つの問題として多くの菌と同様，耐性菌が広がっている。従来から 10% 程度の β-ラクタマーゼ産生株が存在するとされており，さらに β-ラクタマーゼ非産生アンピシリン耐性（β-lactamase negative ampicillin-resistant：BLNAR）と呼ばれるペニシリン結合蛋白の変異による耐性菌が急速に広がっており，わが国では同株が 34% と高率であることが報告されている。少し古い報告ではあるが，2004 年に実施された全国規模のサーベイランスでも周産期領域で第一選択薬となるアンピシリンに感受性のある株は 55% のみであった。先述の自験例でも 3/5 例がアンピシリンに耐性があり，抗菌薬の選択に注意が必要である。

　このように，*H. influenzae* は予後不良な母子感染の原因となるうえに，耐性菌が広がっており，GBS，*E. coli* に次いで対策が必要な菌として注目されている。

（鮫島　浩・牧　洋平）

索引

あ行

アセチルスピラマイシン 234
アテローム 68
アビディティ値 231
アメーバ性肝膿瘍 213
意義不明の異型扁平上皮細胞 280
萎縮性腟炎 64
イムノクロマト法 175
医療面接 3
咽頭感染 137
インフルエンザ 16, 263
インフルエンザワクチン 270
ウェスタンブロット法 323
うっ滞性乳腺炎 118
ウレアプラズマ 162
炎症性乳癌 117
オウム病 132

か行

外陰 Paget 病 65
外陰炎 60
外陰癌 66
外陰腟カンジダ症 192
疥癬 64, 214
疥癬トンネル 215
外来抗菌薬静注療法 93
角化型疥癬 214
型特異 IgG 抗体検出法 177
化膿性乳腺炎 116
肝炎ウイルス 313
ガンシクロビル 241
カンジダ外陰腟炎 62
間質性乳腺炎 116
肝周囲炎 81
感受性検査 7
感染性乳腺炎 116
基質拡張型 β-ラクタマーゼ 5
寄生虫疾患 19
急性壊死性腸炎 206
急性硬化性全脳炎 258
急性単純性膀胱炎 123
クォンティフェロン 109
クラミジア感染症 152
クラミジア抗体検査 97
クラミジア子宮頸管炎 81
クローン病 84
頸管炎 164
蛍光抗体法 175
憩室炎 105
経腟超音波検査 102
劇症型 A 群連鎖球菌感染症 299
ケジラミ 64, 218
結核 15, 107
結核性卵管卵巣膿瘍 110
血中濃度時間曲線下面積 10
嫌気性菌 6
抗インフルエンザ薬 266
好気性菌 6
抗結核薬 110
酵素免疫測定法 175, 323
後天性免疫不全症候群 24
抗トリコモナス薬 200
紅斑性丘疹 215
抗レトロウイルス療法 17
呼吸器乳頭腫症 281
骨盤内炎症性疾患 6, 83, 164
骨盤腹膜炎 100

さ行

細菌性腟症 63, 77
最高血中濃度 9
最小発育阻止濃度 8
サイトカイン 46
サイトメガロウイルス 237
ジカウイルス 222
子宮・腟留血腫 104
子宮筋層炎 86
子宮頸管炎 6, 81, 136
子宮頸部上皮内腫瘍 183, 279
子宮内 (避妊) 器具 87, 112
子宮内膜炎 6, 85
子宮内膜症 104
子宮付属器炎 6, 95
子宮傍結合組織炎 87
子宮留膿腫 104
思春期 2
自然早産 43
自然流産 41
実質性乳腺炎 116
若年性再発性呼吸器乳頭腫症 281

絨毛膜羊膜炎　45, 164
出血性黄体嚢胞　104
出生前診断　292
常在菌叢　53
腎盂腎炎　126
真菌感染症　18
神経梅毒　145
人工早産　43
人工流産　41
新生児GBS感染症　296
新生児ヘルペス　273
水痘・帯状疱疹ウイルス　287
水痘肺炎　294
スタンダードプリコーション　310
スピラマイシン　234
性器カンジダ症　6
性器クラミジア感染症　31
性器結核　107
性器ヘルペス　66, 169, 271
成人T細胞白血病　321
脊髄症　321
赤痢アメーバ症　204
赤血球凝集素　263
接触皮膚炎　65
切迫早産　44
切迫流産　41
ゼラチン粒子凝集法　323
尖圭コンジローマ　18, 68, 180, 279
先天性(症候性)サイトメガロウイルス感染症　242
先天性ジカウイルス感染症　223
先天性水痘症候群　287
先天性風疹症候群　253
先天性麻しん　258
先天梅毒　150
早産　43
早発型GBS感染症　297

た行

帯下増加　62
胎児水腫　247
胎児中大脳動脈最高血流速度　247
胎児輸血　249
耐性菌出現阻止濃度　10
大腸炎　208
体内動態　9
ダグラス窩膿瘍　102
多剤併用療法　307

単純ヘルペスウイルス　169, 271
腟炎　6, 77
腟前庭部乳頭腫症　181
腟トリコモナス(症)　6, 198
腟分泌物　61
千葉大方式　317
遅発性感染ウイルス　313
虫垂炎　105
中毒性巨大結腸症　207
腸管アメーバ症　206
腸管外アメーバ症　207
直腸感染　137
治療薬物モニタリング　12
ツベルクリン反応　109
低悪性度扁平上皮内病変　280
伝染性軟属腫　188
トキソプラズマ　19, 228
獨協医大方式　317
鳥インフルエンザ　270
トリコモナス腟炎　63, 199

な行

内性器感染症　6
軟性下疳　159
乳汁うっ滞　118
乳汁漏出症　119
乳頭亀裂　119
尿管結石　105
尿中hCG　104
尿路感染症　122
粘液膿性子宮頸管炎　137
ノイラミニダーゼ阻害薬　266
ノータッチテクニック　310

は行

肺結核　108
敗血症性DIC　300
梅毒　28, 141
排尿痛　136
バルトリン腺炎　70
バルトリン腺嚢胞造袋術　75
バルトリン腺膿瘍　67
パルボウイルスB19　245
非腫瘍性皮膚病変　66
ヒゼンダニ　214
ヒトT細胞性白血病ウイルス　26, 321
ヒトパピローマウイルス　180, 279

ヒト免疫不全ウイルス　24
非梅毒性トレポネーマ　146
飛沫・接触感染予防策　269
表皮嚢腫　68
病理組織検査　114
微量液体希釈法　8
風疹　29, 250
ぶどう膜炎　321
フラビウイルス　222
粉瘤　68
ベーチェット病　67
ペグ・インターフェロン　18
ペニシリン耐性肺炎球菌　5
膀胱炎　123
放線菌感染症　112

ま行

マイクロバイオーム　53
マイコプラズマ　162
麻しん　257
マラリア　19
無症候性細菌尿　129
メチシリン耐性黄色ブドウ球菌　15, 47, 91
免疫グロブリン別抗体検出法　176
毛嚢炎　67

や・ら行

羊水出生前診断　254
予防抗菌薬　47
卵管炎　95
卵管留膿腫　102
卵巣出血　104
卵巣腫瘍茎捻転　104
両側卵管留水腫　97
淋菌(感染症)　7, 136
淋菌頸管炎　82

欧文

adult T-cell leukemia　321
AIDS　24
Amselの診断基準　78
antiretroviral therapy　17
area under the curve　10
ART　17
ASC-US　280
ATL　321
atypical squamous cell undermined significance　280
AUC　10
AUC_{24}/MIC　11
A群(溶血性)連鎖球菌　299
BLNAR　5, 329
B型肝炎(ウイルス)　22, 34, 313
B群(溶血性)連鎖球菌　32, 295
cART　307
CDC方式　315
cervical intraepithelial neoplasia　183, 279
Chlamydia trachomatis　31, 81, 95, 152
Chlamydophila psittaci　132
CIN　183, 279
clinical and laboratory standards institute　8
CLSI　8
C_{max}　9
C_{max}/MIC　11
CMV　237
combination antiretroviral therapy　307
congenital rubella syndrome　250
congenital varicella syndrome　287
CRS　250
CVS　287
cytomegalovirus　237
C型肝炎(ウイルス)　17, 23, 317
E. coli　328
EIA　323
Elsberg症候群　171
Entamoeba histolytica　204
enzyme immunoassay　323
ESBL　5
Escherichia coli　5, 328
extended spectrum β-lactamase　5
FDA基準　14
Fitz-Hugh-Curtis症候群　81, 136, 157
Flavivirus　222
ganciclovir　241
Gardnerella　53
GBS　32, 295, 328
GCV　241
Group B *Streptococcus*　295, 328
H. influenzae b型　328
HA　263
Haemophilus ducreyi　159
Haemophilus influenzae　5, 328
HAM　321

HANS 35
HBV 22, 313
HCV 23
hemagglutinin 263
herpes simplex virus 169, 271
Hib 328
HIV（感染症）17, 24, 304
HIV-1/2 スクリーニング検査 305
HPV 180, 279
HPV グルーピング検査 183
HPV タイピング検査 183
HPV ワクチン 35, 186
HPV ワクチン関連神経免疫異常症候群 35
HSV 169, 271
HTLV-1 26, 321
HTLV-1 associated myelopathy 321
HTLV-1 associated uveitis 321
HU 321
human papilloma virus 180, 279
human papillomavirus vaccination associated with neuropathic syndrome 35
human T-cell leukemia virus type I 26, 321
IgG Avidity 243
intrauterine contraceptive device 112
intrauterine device 87
IUD 87, 112
JORRP 281
juvenile-onset recurrent respiratory papillomatosis 281
Lactobacillus 53
low glade squamous intraepithelial lesion 280
LSIL 280
MCA-PSV 247
MCV 188
methicillin resistant *Staphylococcus aureus* 15, 47, 91
MIC 8
middle cerebral artery peak systolic doppler velocity 247
minimum inhibitory concentration 8
molluscum contagiosum virus 188
MPC 10
MRSA 15, 47, 91
mutant prevention concentration 10
Mycobacterium tuberculosis 107
Mycoplasma 162

Mycoplasma genitalium 96
NA 263
Neisseria gonorrhoeae 95, 136
neuraminidase 263
Nugent スコア 78
OPAT 93
outpatient parenteral antimicrobial therapy 93
PA 法 323
PD 9
PEG-IFN 18
pelvic inflammatory disease 6, 83
penicillin resistant *S. pneumoniae* 5
pharmacodynamics 9
pharmacokinetics 9
PID 6, 83
PK 9
PRSP 5
qSOFA 301
recurrent respiratory papillomatosis 281
RRP 281
rubella 250
S. agalactiae 295
Sarcoptes scabiei 214
Severe group A streptococcal infection 299
SIV 313
slow infection virus 313
SSPE 258
Staphylococcus 5
Streptococcal toxic shock syndrome 299
Streptococcus pneumoniae 5
Streptococcus pyogenes 299
STSS 299
subacute sclerosing panencephalitis 258
TDM 12
therapeutic drug monitoring 12
time above MIC 11
Treponema pallidum 141
Trichomonas vaginalis 198
Ureaplasma 53, 162
varicella zoster virus 287
vulvovaginal candidiasis 192
VZV 287
β-ラクタマーゼ非産生アンピシリン耐性インフルエンザ菌 5, 329

産婦人科感染症マニュアル		定価(本体 5,000円+税)

2018年 2月20日　第1版第1刷発行
2018年12月20日　　　第2刷発行

編　集　一般社団法人 **日本産婦人科感染症学会**

発行者　**福村 直樹**

発行所　**金原出版株式会社**

〒113-0034 東京都文京区湯島 2-31-14
電話　編集(03)3811-7162
　　　営業(03)3811-7184
FAX　　 (03)3813-0288　　©日本産婦人科感染症学会，2018
振替口座　00120-4-151494　　　　　　　　検印省略
http://www.kanehara-shuppan.co.jp/　*Printed in Japan*

ISBN 978-4-307-30135-0　　　　　　　　　印刷・製本／永和印刷

JCOPY <出版者著作権管理機構 委託出版物>

本書の無断複製は著作権法上での例外を除き禁じられています．複製される場合は，そのつど事前に，出版者著作権管理機構(電話 03-5244-5088，FAX 03-5244-5089，e-mail：info@jcopy.or.jp)の許諾を得てください．

小社は捺印または貼付紙をもって定価を変更致しません．
乱丁，落丁のものはお買上げ書店または小社にてお取り替え致します．